CARE
Good Care ,
Good Living

CARE

Good Care ,
Good Living

CARE

Good Care ,
Good Living

CARE

Good Care ,
Good Living

CARE

Good Care ,
Good Living

care 06

生死謎藏—— 善終，和大家想的不一樣

口述：黃勝堅
整理：二泉印月
插畫：小瓶仔
責任編輯：劉鈴慧
美術設計：何萍萍
法律顧問：全理法律事務所董安丹律師
出 版 者：大塊文化出版股份有限公司
　　　　　台北市105南京東路四段25號11樓
　　　　　www.locuspublishing.com
讀者服務專線：0800-006689
TEL：(02) 87123898　　FAX：(02) 87123897
郵撥帳號：18955675
戶　　名：大塊文化出版股份有限公司

總 經 銷：大和書報圖書股份有限公司
地　　址：台北縣五股工業區五工五路2號
　　　　　TEL：(02) 89902588 (代表號)　FAX：(02) 22901658

排　　版：天翼電腦排版印刷有限工司
製　　版：源耕印刷實業有限公司

初版一刷：2010年11月
二版五刷：2022年4月
定　　價：新台幣280元
ISBN：978-986-213-204-3
Printed in Taiwan

生死謎藏

口述：黃勝堅

整理：二泉印月

目錄

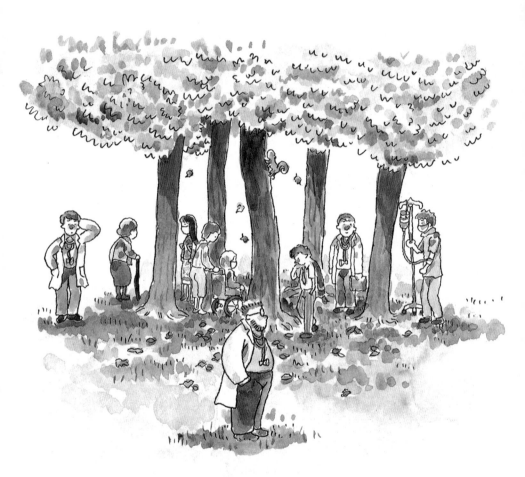

序

以人爲本的醫療照護
尊重、關懷與同理心

臺大醫院　院長

陳明豐

　　臺大醫院，百年來深受台灣人民的信賴和寄望，賦予恢復健康的重責大任！儘管尖端醫療科技，成爲現代醫學診斷、治療的重要依據，但是全體醫療團隊的態度、執行力，才是眞正決定醫療品質的基本元素。

　　以病人爲中心的醫療服務，是體恤病人的不舒服和家屬的焦慮，而不是以百年老店的心態，不隨時代改變而高高在上自滿的醫療行爲，這是臺大醫院時時刻刻在做的自我反省。美國自 2000 年開始，提倡重視醫療的安全問題，包括了如何提供給病人無縫式的醫療流程等，這些都是我們的努力目標之一。

　　我國是第十八個設立安寧療護機構的國家，目的是爲生

命末期的病人與家屬，提供臨終照護與悲傷輔導的專業服務；陪伴他們接受臨終的事實，減輕或消除病人身體的疼痛、不適應症，或心理壓力，陪伴病人安詳走完人生最後一程，並且讓家屬能勇敢面對病人的往生。

對於重症或慢性不治的末期病人而言，安寧緩和醫療是指：爲減輕或免除病人的痛苦，施予緩解性、支持性的醫療照護。而在臨終之前，維持病人的生活品質，協助病人盡量沒有痛苦的離世，這是安寧緩和醫療的重要目標。

在台灣，安寧緩和醫療，因爲宣導不足，以至於和民眾認知產生很大的以訛傳訛之誤會，以爲接受了安寧緩和醫療，等同被醫療團隊放棄而不再有所作爲。

黃勝堅醫師，不但是臺大醫院資深的腦神經外科醫師，也是國內少數很早就取得「安寧緩和醫療」專科證照的醫師，對於重症末期病患的照護，有豐富的經驗。

「善終權」，原本就該是每一位民眾都該懂得的人生備案，期待黃勝堅醫師的苦口婆心，能幫助大家了解，人生有許多需要學習成長的功課，都在《生死謎藏》間揭曉。

未能協助病人安詳往生，才是醫療的失敗

臺大醫學院／台北醫學大學／恩主公醫院教授
佛教蓮花基金會／董事長
台灣安寧照顧協會常務監事／前理事長

陳榮基

安寧緩和醫療創始於 1967 年英國倫敦西西里・桑德斯女士（Dame Cicely Saunders）創辦的聖克里斯多福醫院（St. Christopher's Hospice）。

1990 年馬偕醫院引進安寧病房。

1995 年臺大醫院設立緩和醫療病房。

2000 年立法院通過《安寧緩和醫療條例》，賦予我國國民可以在臨終時，拒絕痛苦的無效醫療，選擇「不施行心肺復甦術」（DNR），以求安詳往生的權利。

1990 年世界衛生組織(WHO)揭示緩和醫療的原則為：

　　重視生命，並認為死亡是一種正常過程；生命與死亡不是對立而是連續的；緩和醫療既不加速也不延後死亡，它提供痛苦和不適症狀的解除，它整合病人心理、社會和靈性層面的照顧。是幫助病人盡可能地積極生活直至死亡的一種支持系統，它也是提供家屬在病人照顧和死亡哀慟期間調適的一種支持系統。因此，在安寧緩和醫療裡，生活的品質比生命的長短更為重要。

　　從前的醫學教育偏重「醫生」、「救生」，尤其在 1960 年代各種搶救生命的「心肺復甦術」（CPR）出爐，而且越來越進步，醫院的加護病房充滿各式各樣的新武器，從人工呼吸器到體外維生系統（ECMO，葉克膜），在家屬企求一絲希望與奇蹟，醫師不肯服輸寧與死神奮戰到底的努力，可以使臨終病人求生不得，求死不能，受盡折磨，讓病人含恨而終，讓家屬悔恨不已。

　　本人有幸參與推動安寧緩和醫療的志業，終於了解古人期待「壽終正寢」的意義，悟出安詳往生是一種重要的人權，而協助病人安詳往生，應該也是醫師的天職。醫療人員應該善盡「醫生與顧死」的使命，維護每一位病人從「子宮到墳墓」、「從出生到死亡」。

在十幾年的努力中，很欣慰的看到很多同道的加入或支持，更意外與感動的是看到兩位長年在加護病房奮戰救人的學生與同事，臺大醫院外科加護病房的負責醫師，柯文哲醫師及黃勝堅醫師，經過多年不眠不休的搶救病人，看盡人生生死交會時的種種悲歡與折磨，終於悟出了何時應該奮力搶救，何時應該協助家屬放下，讓病人有尊嚴且安詳的走完人生句點。

柯醫師的祖父是我的小學老師，黃醫師神經外科出身，與我這個神經科醫師，算是同行。兩人在繼續堅守加護病房搶救病人的使命中，也到處宣揚並教導加護病房工作的同道，如何善盡「護生與護死」的神聖任務。本人多次聆聽他們兩人的醫學宣教演講，每次都有很深的震撼。

黃勝堅醫師是臺大醫院神經外科主治醫師，神經外科加護病房主任，曾任臺大雲林醫院外科部主任，在他繁忙的醫療工作中，記錄下點點滴滴，與讀者分享他的失敗與成功，他的悲傷與安慰，希望醫療從業人員讀後，能夠學習到如何善待病人、善待家屬；也希望一般民眾讀後，能夠知道如何提早預立選擇安寧緩和醫療，也就是預立選擇臨終 DNR 的意願，保障自己安詳往生；在親人面對絕症末期時，如何與

醫師及時配合，協助安詳往生。

在本書《生死謎藏——善終，和大家想的不一樣》中，黃醫師告訴我們，第一次面對死亡及第一次陪伴死亡的經驗與心路歷程。第一章「拼」，黃醫師有句名言：「有希望，拼救命；沒希望，拼安詳往生。」道盡了「醫生與救死」的精髓。

第二章"DNR"，從案例中解說 DNR 的真諦，及如何預立或及時確定 DNR 的意願，如何化解家屬間不同意見的困擾。黃醫師告訴我們：「簽了 DNR 是善終的起點，不是代表一定得死、不是代表什麼事都不用做！簽了 DNR 之後，是醫療團隊對家屬承諾：如何問心無愧的，面對病患與家屬，陪伴一起走過死亡的幽谷！」

第三章「安」，黃醫師說：「醫療團隊為怕被告，為自保，對臨終病人做任何不必要的搶救，已經不去在意病人痛不痛苦了。」難道家屬因為不捨的心理或因為害怕陷入不孝的迷思，要讓醫師以痛苦無效的 CPR，來造成另一種無法平復的傷害嗎？

第四章「願」，黃醫師說：「對末期病人來說，要的不是CURE（治癒），而是 CARE（照護）。醫師能做到的，是預

防病人最後的痛苦，盡量幫忙善終。雖然很多人說，現在的醫療是器官化、疾病化，但別忘記，最後必須回歸到『人』的身上，醫師不是在照顧器官、不是在照顧疾病，是在照顧『人』！」

本書附錄，由臺大醫院資深護理長李芳珊所寫的「回首來時路」，她告訴我們：「我們發現：病人是救活了，但是他的生活品質呢？這些死裡逃生的病患，因為嚴重腦傷，他們整個生活的依賴度是相當高的，當他們出院之後，家屬所面臨的困境，是我們當時所想像不到的。」她的心路歷程，很值得大家深思。

本人有幸在本書付梓之前，先行瀏覽，再一次感受聆聽黃醫師演講的震撼，願意向一般讀者及醫療人員鄭重推薦這本如何面對死亡的好書。畢竟：大孝與大愛並非不計親人痛苦的搶救到底，而是親切陪伴疾病末期的親人，協助他坦然接受疾病，減少他身、心、靈的痛苦，協助他放下萬緣，安詳往生。

人生終需一死，絕症病人的死亡，並非醫療的失敗；未能協助病人安詳往生，才是醫療的失敗。

活著，是最好的禮物；善終，是最美的祝福！

良醫、良知、良能
善生、善終、善別

國立成功大學醫學院教授
台灣安寧療護推手

趙可式

醫學系大一的新生說：「老師，您傷害了我從醫的理想！」

有一次我與某肝病權威醫師，給醫學系大一的新生上「醫學生涯」的課，他告訴學生說：「當我年輕時，我以為做醫師可以拯救天下蒼生。但隨著歲月漸長，經驗日增，我才發覺『人無法勝天』，醫療有其極限，許多病我們治不好，許多命我們無法救！」

在兩小時的課結束時，一位很認真聽課，坐在前排的男生舉手發問：「老師，您傷害了我從醫的理想！我自小就想做濟世救人的醫師，好不容易才考上醫學系，以為從此就可

以實現理想，誰知道才一年級，您就告訴我們如此喪氣的話！」

　　從醫已近四十年、兩鬢已斑白的謙謙君子醫師老師說錯了嗎？

一醫功成萬骨枯？

　　黃勝堅醫師在本書中坦言，他從接受醫學教育開始，老師就不斷叮嚀：「醫師的天職就是要治病與救命，拼了命的救！」可是，老師卻沒有教，當面對醫療極限，病人救不回時，要怎麼辦？

　　醫學的進步，人類生命的延長，都是靠著這種「拼命救」的理念而獲得的成就。畢竟「生命無價」，值得付出一切代價去爭取，然而無論醫療科技如何發達，醫師如何努力，終無法使人長生不死。

　　遇到「天命難違」的情況時，所有加諸病人身上的醫療武器，都成了無意義的苦痛。如果醫師還不放手，且所有的病人都施予十八般武器：有肉就割，有洞就開，有管子就插，有藥就給，有機器就上。或許有一人的生命因此而短暫地延長，但萬骨卻枯槁了！

何其有幸，台灣有像黃勝堅這樣的醫師，早在 1996 年，當第一次面對死亡時的年輕臺大神經外科主治醫師，就已參透了醫學的眞諦與醫療科技的極限，從此成了爲末期病人爭取「善終權」的代言人。

黃勝堅醫師一年上百場的演講，使許多年輕醫師學習到不必再犧牲「萬骨枯」才換來的醫療智慧。現在又以生動的敍述，著作了可以超越時空，影響更廣更大的好書。

天人交戰的兩難抉擇，「愛他」？還是「礙他」、「害他」？

有次我坐計程車去某家醫學中心，司機告訴我：「恨死這家醫院了！」他娓娓道來令人鼻酸的故事：

原來他的母親一年前中風腦出血，家人早上起床時發現她已無心跳及呼吸，立刻送到這家醫學中心急診。經過一番搶救後恢復了生命跡象，插上人工呼吸器及各種管路送進了加護病房，病人的昏迷指數（GCS）始終停留在三，是最低分數。

之後醫師要求家屬，簽字同意爲病人做氣管切開，以方便抽痰與接人工呼吸器。住院二週後，就被要求轉送長期照

護機構 RCW（呼吸器照護中心）。病人就這樣活了一年，從未醒來。

這位老母親死亡時，全身關節攣縮變形，整個背、臀、腳全都破皮褥瘡。司機先生憤恨的說：「如果醫師早告訴我們後果會是這樣，我們絕不要急救，也不會簽字同意氣切。」

其實醫師與家屬一樣，都在「天人交戰」！

要救病人，出發點一定是為了愛：家屬的親情之愛；醫師的人類同胞之愛。但有時卻變成了「礙」與「害」。

黃勝堅醫師天縱英才，在十多年前，某位病人的八十八歲老父跪地苦苦哀求：「求求你高抬貴手，放我兒子走吧……」之時，就覺悟到：愛他，該放手的時候，就放了他吧！

「積德」與「作孽」的一線之隔，此一「線」，是醫師對「預後判斷」與「倫理思辨」的能力考驗。

醫師拼命救人，命救起來了，病治好了，是積德！

病人受盡千辛萬苦，百般折磨，最後「歹終」，是「作孽」！

選擇了「參天地之化育工程」的神聖醫療專業，沒有人願意「作孽」！

這一線之隔的「線」，在於醫師對病人「預後」判斷的經

驗與能力。醫療專業需要三種技能：診斷、治療及預後（對健康狀況的預測）。此三種技能的精良程度，是評斷一位醫師專業能力的標準。

此外，今日的生命醫學倫理已有相當的進展，許多臨床指南可以供給我們，為病人的最大福祉，做倫理思辨。只是醫療團隊人員必須不斷地精進「預後判斷」與「倫理思辨」兩項能力。勝堅醫師在書中指出，若醫師此兩項能力不足，將使病人與家屬陷入痛苦的深淵。

動輒揚言「告醫師」、「告醫院」，結果是：四輸！

本書中「自來『血』」的一章，勝堅醫師與醫療團隊從早上十點進開刀房，拼到深夜十二點多，近十五個小時拼命搶救因騎摩托車飆車的車禍青少年，但最後仍不治，且因大量輸血造成凝血機制的崩潰，使得遺體的血如同「自來血」般流瀉不止。

人死了，家屬的悲傷必然有「憤怒」與「自責」的情緒，此時所有的情緒排山倒海朝向醫師與醫院。醫師只是為生命服務，卻非生命的主宰；病人的結果不滿意，家屬便動輒揚言要告！

如此一來，醫病關係破壞，產生不信任，造成兩敗俱傷。如果醫師因爲要躲避被告，可能會使盡一切醫療武器，反正家屬不能爲了「多做治療」而告，這樣一來：

病人受盡折磨，病人輸！

家屬無限悔憾，家屬輸！

醫療人員違反倫理的行善及不傷害原則，醫療人員輸！

國家浪費了寶貴的醫療資源，國家輸！

「臨終灌水」與「臨終脫水」：

勝堅醫師在書中好幾個故事，描寫了臨終病人因爲代謝功能衰竭，卻又一直打點滴，導致病人全身水腫，臉及身體都變了形，使親人悲慟欲絕。

西方先進國家早已做過多項研究，證實病人必須「臨終脫水」，才會舒適輕鬆。若臨終前還打點滴，或插鼻胃管灌食，因其生理功能之衰竭，所有的水排不出去，造成病人負荷太重，甚至連呼吸都累。

台灣的文化「吃」代表「生命」，代表「愛」！若病人不能吃，就一定要打點滴，要插管灌食，此種錯誤觀念，希望能在讀了勝堅醫師的書後有所改變。

上醫文化，堅叔的堅持，將改變台灣醫療文化！

當我數年前第一次聽堅叔兩個小時無一分鐘冷場的精采演講後，就一直奇怪為什麼身為腦神經外科醫師，能如此認同、支持、並實行安寧療護的理念？

讀了他這本大作後，終於恍悟，是這麼多的病人及家屬教了他在醫學院所學不到的生命與醫療智慧。他以悲憫之心，回顧這些血淚交織的真實故事，正符合了當代醫學非常看重的「敘事醫療」（Narrative Medicine）。

相信這本大作不只可教育醫學生、醫療專業人員，及一般民眾，更可能改變台灣的醫療文化，使之更人性化、更精緻化。安寧療護在中華文化中，應算是一種新的革命或「醫療社會運動」。

我們這一群同志同道攜手合作，定能造福無數的受苦病人與家屬。感謝有堅叔這樣的良醫，充滿良知與良能，以使我國社會有更多病人與家屬能善生、善終、與善別。

安寧緩和醫療「救」生活品質，「救」自然生命期，更追求善終

臺大醫院家庭醫學部教授兼主任
台灣安寧緩和醫學學會理事長

邱泰源

生老病死，本是人生自然現象，死亡這條路，既然是一定要走，那麼最好的末期照顧模式應該是什麼？

用心肺復甦術（CPR）拼到底？

全力解除臨終病人的痛苦？

撤除或不給予無效的治療？

醫師從養成教育到醫師誓詞，都揭示要全力救病人，怎可讓病人接受安寧緩和醫療呢？寧可致力提供病人已經無效的高科技醫療，不管是插管、按壓心臟或電擊，以延長瀕死過程，不輕易放手。這也是台灣推展安寧緩和醫療的困境之一。

心肺復甦術拼到底，和急性狀況急救的拼到底，是不一

樣的。急性疾病急救，通常是指還有機會成功，生命是可以搶救回來；而不可治癒或臨終的末期病人，因爲多重器官衰竭已無法恢復，再多「急救」強加上身，都成了延長死亡的痛苦。

全力解除臨終病人的痛苦，撤除或不給予無意義、無效的醫療，是先進國家認爲對末期病人最適宜的、不但可追求較好生活品質，甚至可延長自然生命的照護模式，這也是先進國家會致力推廣「安寧緩和醫療」的主因。

臨終病人或家屬，可以選擇心肺復甦措施，拼到不能拼爲止；也可以選擇全力減緩身心靈痛苦，不要無效的醫療反覆折騰。末期病人通常是多重器官陸續衰竭難以恢復，但生活品質還是可追求到最佳境界。由最近研究報告顯示，接受「安寧緩和醫療」的末期病人，自然生命期反而較長。但絕大多數的醫護人員、病人和家屬，卻不知道這一點。

「家庭醫學」強調全人照護，更提供從出生到死亡的完整醫療照護！台灣在安寧照護推展中，一度停滯不前，直到家庭醫學全力投入後才更加蓬勃發展，而因此目前台灣有許多安寧照護的醫療工作，由家庭醫學科人員負責。眞正完整的家庭醫學訓練，應有能力提供病人全程的醫療照護。

　　台灣的臨終病人要在醫院平靜的善終不太容易。現有制度下的醫護人員不太有時間或經驗讓病人或家屬知道：CPR用在臨終病人是怎麼回事；選擇不實施心肺復甦術（DNR），又是怎麼一回事。安寧緩和醫療是要努力讓病人在最後一程，走得有尊嚴與品質，而不是被拋棄的等死。

　　疼痛控制在安寧病房是最基本的照護，可是疼痛控制卻不見得是每一個醫療團隊成員都能做得好。舉例來說，有些疼痛藥物，可用皮下注射途徑，讓皮下去吸收，這很重要；因為很多末期病人找不到血管，而鼠蹊部或中心靜脈注射，對病人來說，都有相對的高風險與痛苦。

　　安寧緩和醫療幫助病人將痛苦減到最低，盡力把生命和生活品質提高，並且追求善終。另外更幫助家屬度過困境，在照護團隊愛心中感念的走出喪親之痛，更有力量重回社會面對未來生活。

　　國內外相關的文獻中，80%以上的病人，很想談論DNR相關事項，但醫療環境幾乎沒有太多機會去談。末期病人如果沒有選擇接受安寧照護，是因為宣導不夠或不正確的認知，則是社會的問題，更是醫療的責任。

　　黃勝堅主任長年投注心血，幫助病人追求善終。和病人

家屬開家庭會議時，家屬間有時會各持己見吵翻天，等到家屬安靜下來，一回神，發現黃醫師還坐在那裡陪伴大家，因此也很快擦乾眼淚，取得共識。這是一幕令人感動的醫者畫像，也是醫病關係最佳典範。

本書是三十六個真實故事所改編，希望能讓大家在面對重要生死課題時，再度思考生命的意義，醫療人員可藉此增強照護末期病人與家屬的能力，民眾可更了解末期照護的真正內容，實在是一本很難得的心血之作。

生死之間

臺大醫院創傷醫學部主任
臺大醫院外科加護病房主任

柯文哲

有一天，黃勝堅醫師煞有介事的對我說：「我們外科加護病房必須注重安寧照護。」初次聽到，當然不以為意。

事實上，我和黃醫師都是外科重症頂尖的專家。黃醫師專精於神經重症，腦死病人，一般最多撐不過兩個星期，他卻有能力維持數月之久。我是心肺重症專家，沒有心臟的病人，使用葉克膜，也可維持十六天，再接受心臟移植，最後病人清醒的自己走路出院。

臺大外科加護病房，在我們聯手打造之下，早已是世界級的重症醫學中心，但是漸漸的我們都了解到高科技醫療還是有極限。2004 年 7 月，我以行政命令宣示：「安寧照護，是外科加護病房的工作重點，有關的臨床服務、研究發展皆

列為優先項目。」

昨夜西風凋碧樹，獨上高樓望盡天涯路

我自從專職外科加護病房工作以後，承蒙當年的上司朱樹勳教授大力支持，外科重症是整個臺大外科的重點，人力、物力之支援皆是第一優先。因此器官移植、葉克膜、人工肝臟、各種透析技術、各種人工維生系統，不過幾年光景，就追上世界水準。曾有一段時間，臺大醫院的記者招待會，和我們外科加護病房有關的，就占了一半之多。當時真覺得「人定勝天，科技萬能」，心中好不得意。

衣帶漸寬終不悔，為伊消得人憔悴

無奈科技終究有其極限，胡夫人邵曉鈴、星星王子……固然是令人欣喜的成功案例，但也有不少救不活、也死不去的，甚至可說是「灌流良好的屍體」。面對焦慮的家屬、狐疑的同事，甚至自己站在病人的床邊，挫折的無奈竟然掩蓋了所有過去的欣喜，變成揮之不去的夢魘。

眾裡尋他千百度，驀然回首，那人正在燈火闌珊處

慢慢的，終於了解人生有「生老病死」，就如氣候有「春夏秋冬」。

「天何言哉？四時行焉，萬物作焉」。終於領悟醫師就是醫師，其目的只是替人世減少苦痛，不管是身體的或精神的。

人生花園之中，醫師只不過是一名園丁吧！我們不能改變「春夏秋冬」的循環運行，卻可盡力讓人生的花朵更加燦爛。有時雖是園丁照顧花草，但有時反而是花草的枯榮在渡化園丁。

一段往事

曾有一位事業正值巔峰的企業家，罹患克雷羅氏桿菌肝膿瘍，開刀引流後，卻引發嚴重敗血症併發急性呼吸窘迫症，最後被迫使用葉克膜維持生命。

病況最嚴重時，呼吸器每次通氣量不到 100 cc，後來更併發急性腎衰竭，在葉克膜之管路上再架設洗腎的管路。當年正好國際外科醫學會在台北舉行，葉克膜的祖師巴特雷醫

師（Dr. Bartlett）也受邀來台與會演講，順道拜訪臺大醫院時，帶他參觀加護病房，結果他在此病人床邊站了一個小時，東看西看直說：〝Wonderful!〞，後來他到處跟人家說，臺大的葉克膜是世界最強的團隊之一。

經過五十五天的漫長葉克膜治療，終於把病人搶救回來，對醫療團隊而言，與其說是高興，不如說是得意。後來轉到普通病房後，突然有一天病人有急性盲腸炎，當時只想真是禍不單行，不過還是立刻安排緊急手術，術後開刀醫師告訴我，闌尾看起來發炎不嚴重，倒是盲腸壁感覺較厚。反正開完刀後一切順利，也就沒有追究了。出院後不到半年，在一次例行胸部 X 光片檢查發現有一顆腫瘤，細針穿刺檢查之病理報告赫然是淋巴瘤。

電腦斷層發現，腫瘤已沿著主動脈蔓延到整個中膈腔。至此回想，才知道原來一開始是腸胃道淋巴瘤，造成腸黏膜潰瘍，細菌藉此侵入，引發細菌性肝膿瘍以及後續的一連串事件，後來的急性闌尾炎，只是局部的併發症而已。

知道真相後，原有的葉克膜治療成功的喜悅一下子被澆熄，當然也替病人找了最好的醫師、最好的藥物，初期治療效果也不錯，但腫瘤一再復發，最後望著胸部 X 光片，看著

腫瘤一天一天變大，變成我最大的痛苦。

　　害怕病人問我：「有沒有其他治療方法？」

　　痛恨自己含糊回答：「我再想想。」而事實上已無法再想。

　　有一天，病人突然對我說：「我這一關死定了，我很謝謝你的努力，你就不要再有壓力了！」我們兩人無言相望半晌。

　　後來我通常是忙完一天的事，晚上十一點多才去看這個病人，家屬也回家了，空盪的單人病房變成醫師和病人的午夜會談。

　　這麼多年過去了，治療過程的欣喜、挫折，都忘記了。唯一還有記憶的，卻是兩人午夜聊天，甚至兩人的相對無言，最後這一段日子，因兩人的互信互諒，我們做到了生死兩相安，再無遺憾。他走得很平靜，從此我知道醫生在診斷、開刀、藥物治療以外，還有一些可做的事，甚至什麼事都沒做的相對無言之中，也有醫師的價值在其中。

見山是山，見水是水
見山不是山，見水不是水
見山又是山，見水又是水

　　大四剛當見習醫師時，初次穿上醫師袍，要去看病人之前，都會先問護士姐姐，打聽一下病人來自哪裡？做什麼工作？有哪些主要親屬？那時候，看到的病人都是一個完整的病人，有七情六慾，是家中的一員，社會中的一分子。我不但看到病人，也看到床邊的家屬。

　　後來醫術日益精進，躋身名醫之列，看到轉診紀錄，抽血數據瞄一眼，系列心電圖逐張看過去，床上的病人都沒有看到，已脫口而出：「急性心肌炎！」有好幾年的時間，我只看到「器官」，沒看到「人」；只看到「病」，沒看到「病人」，更不用說旁邊的家屬。

　　直到最近，才又重新看到「病人」了，不再只是數據、超音波、病理報告的組合。而是一個有喜怒哀樂、和家庭社會牽扯不清的人。

　　黃醫師近幾年，誓言要做「生命導航者」，要在生死迷惑之間，引導眾生走過困惑。

　　我笑言：「你連自己都迷路了，還想當別人的嚮導？」

　　黃醫師卻正言說：「在一片迷惘之中，至少我一定陪伴他們一起走到最後一刻。」

　　在本書中，黃醫師述說三十六個生死之間的感動，代表著這些年來外科加護病房的反省與成長；希望大家讀了，儘管「春夏秋冬」仍然不停運轉，但人生的花朵皆能更加燦爛光輝。

緒

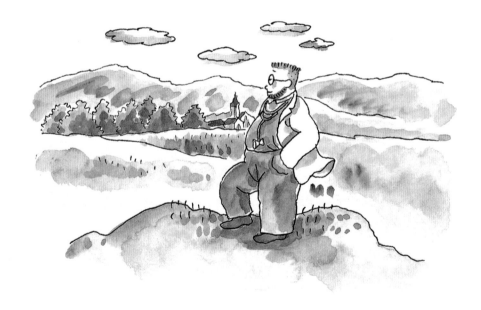

第一次面對死亡

　　1995 年 8 月，我升任臺大醫院腦神經外科的主治醫師，前半年，不論腦傷手術或病人恢復情形，都還算順遂；可是到了 1996 年，終於避免不掉的，要面對自己病人的死亡。

　　一位自日本回國的華僑，因為先生往生，處理完後事，選擇離開傷心地，回到生長的故鄉散散心，沒想到在台北街頭，發生了致命的車禍。她的腦傷很嚴重，文獻上告訴我們說：「當一個人顱內壓超過 25 毫米汞柱（mmHg），就預後不好。」而這位新寡的太太，儘管經過即時手術搶救，但顱內壓越來越高，甚至攀升至 30-40-50 毫米汞柱。

　　雖然，我心裡已經清楚的知道：「這位病人，救不起來了。」可是，第一次面對一個病人將在我眼前死亡，對一個年輕的主治醫師來說，沮喪與挫敗交加。從接受醫學教育開始，老師就不斷的交代：「醫生的天職，就是要救人，拼了

命的救！」

　　然而，老師卻沒教過我們，當面對醫療極限，病人救不回來了，要怎麼辦？怎麼心理建設？讓自己坦然面對病人死亡？怎麼跟家屬說：「我們盡力了，但是病人已經回天乏術了。」雖然明知道，死亡對每一個人都是不可避免的，都會有這一天；可是，眼睜睜的看著病人，在自己的無能為力下往生，是多麼的不知所措和懊惱！

　　每當面對病人唯一的家屬、她妹妹的詢問，就是說不出口：「妳姐姐救不起來了。」每次都只能迂迴的說：「妳姐姐狀況不太好，但是我們會盡力再救救看！」我不知道該如何開口去面對家屬，說病人已經隨時面臨死亡這件事，我一心期盼，能為家屬多做些什麼，來減緩她滿臉七上八下的驚慌，和自己有口難言的焦慮。

　　一個深度昏迷的病人，躺在床上一無所知，可是借助呼吸器，她還有呼吸，她的心臟依然在跳動。

　　「真的就不再有任何機會了嗎？」每巡一次房，我便一再的追問自己。

　　這樣無奈又無解的感覺，包含了醫學的有所極限、身為一個重症醫師，想要企圖力挽狂瀾，卻又是心有餘力不足，

讓我對病人即將死亡這件事，有著很深的惶恐不安，卻又無處可逃避躲藏。

該來的還是來了，最後的 CPR，我咬牙不放棄的一做再做，十分鐘過去了、二十分鐘過去了、三十分鐘過去了，我滿頭大汗，病人的肋骨斷了。只要心臟一停，就馬上緊接著電擊、100 焦耳、200 焦耳、360 焦耳、電擊再電擊，空氣中飄散著似有若無的燒焦火藥味。

我不敢罷手，「救人天職」四個字，緊箍咒似的在腦海急速盤旋，怎麼能放棄呢？我和自己在賭氣似的較勁著。

「黃醫師，你們辛苦了，放手了吧，我不要姐姐再受煎熬了。」最後挺身出來叫停的，是病人的妹妹。

多年後回想，這位病人給我行醫路上的震撼教育，至今依舊鮮明。1960 年，由美國發展出來的 CPR 技術，適用於溺水、心臟病發、高血壓、車禍、觸電、藥物中毒、氣體中毒、異物堵塞呼吸道等，導致的呼吸終止、心跳停頓，在就醫前，都可利用心肺復甦術（CPR），來維護腦細胞及器官組織的不致壞死。

可是，對瀕臨死亡的重症病人來說，強加上身的心肺復甦術、按壓、電擊、插管，卻宛如死亡儀式的開場。醫護人

員大家都心知肚明，已經不再有任何搶救效果，但似乎少了這些步驟，就會對誰交代不清不楚。

　　這樣的徒勞無功的搶救，當病人一些反射性的痛苦表情，成爲家屬見到最後一面的猙獰時，家屬對這樣不管一切，拼到嚥下最後一口氣的「結果」，卻常是崩潰的。

　　我常常質疑，眞的是每一個病人臨往生前，都一定得要概括承受這樣一個說不出口的折磨嗎？

堅叔的 CARE

　　真的沒人想要在臨終前，拖著器官都已陸續衰竭的身體，去承受無謂的插管、電擊及力道大到不行的 CPR。

　　臨終的病人，往往是多重器官已經衰竭、陷入昏迷，最後強加上身，照表操課的搶救過程，只是多延長了幾小時心跳而已，但病人卻也受盡有口難言的折磨。

　　病人還是有感覺存在的，只是因為身體功能已經很不好了，他無法表達出他的拒絕，抗

拒這樣的痛苦。當發狠做 CPR 的時候，還是會讓一些昏迷病人突然醒過來，睜大眼睛發出痛苦嗚咽聲音，只要一停手，病人馬上又昏厥過去。

家屬或許因為不捨，而要求醫生所有能搶救的步數全上，而醫師也常常不知道如何告知壞消息，甚至承受家屬的情緒，於是很自然的選擇全力「搶救」。當家屬見到病人最後一面，既沒安詳，甚至表情痛苦，或死不瞑目、或嘴角淌著血時，家屬會崩潰的責備醫生：「這樣的結果，為什麼不先跟我們說清楚？怎麼會讓人走得這麼淒慘？」

見多了臨終毫無意義的搶救，病人和家屬的兩邊都苦，所以我早就看開了，簽下不做心肺復甦術（DNR）的意願書了。

第一次陪病人死亡

　　這個病人，四十四歲，體格很好，腦外傷住院。這個病人，我們從鬼門關前搶回來了，可是根據經驗法則判斷，以他的腦傷狀態，病人不會再醒過來，他將會變成植物人，因為他兩邊的額葉都壞掉了。

　　病人進來的前兩天，碰到的都是他太太，第三天我告訴她：「必須要做氣管切開術！因為妳先生雖然活下來了，卻將變成植物人，接下來，你們要有長期照護的心理準備。」

　　第五天，來了一位蒼老的阿公找我，在家屬會談的小會議室，他冷不防地跪了下來，我趕忙扶他起來。

　　「我今年都八十八歲了。」老阿公抹著流不停的眼淚：「我老來得子，我老伴也八十六歲了，如果我的獨子成為植物人，要叫他們怎麼辦？」老阿公打開會議室的門，門外，老阿嬤帶著三個孩子，兩個是唐氏症，一個是紅斑性狼瘡，

三個不到十歲的小小孩，怯生生的縮在一起。

「沒出事前，我兒子媳婦在台北做工賺錢，一個月賺兩萬八、一個月賺兩萬四，三個孩子我們兩個老的帶，現在要是賺兩萬八的成了植物人，那我們要怎麼辦？怎麼活得下去？我和老伴都是快要走的人了，剩下一個月賺兩萬四的媳婦，一個人要帶三個這樣的小孩子，我們真的沒辦法、沒有多餘的能力，來照顧一個植物人了。」

阿公哭得老淚縱橫：「你是醫生，你一定知道，一個沒辦法被好好照顧的植物人，全身這裡爛一塊、那裡爛一塊，身上長著蛆，痛苦不堪地拖著，與其讓我兒子活著受這樣的折磨，求求你高抬貴手，放我兒子走吧，也等於救救這三個可憐的孩子，求求醫生，你同情同情我這一家，真的無能為力了……老的老、小的小啊！」

這下子換我心裡糾結百感交集了，以我們現在的能力，讓他成為植物人繼續活著，是絕對沒問題的，問題是面對這樣一家人，面對兩個哭得肝腸寸斷的白髮老人家，三個驚嚇到擠成一團的小孩，我救是不救？要堅持救下去，會害苦活著的人，往後的日子怎麼過下去？要是放棄不救，我將如何對自己的良心交代？

看我沉思不語，老阿嬤步履蹣跚走到我面前，她枯槁的雙手一拳拳搥向胸前：「在這個房間裡，沒有任何人比我更有資格做決定，因為团仔，是我的心頭肉，我們如果還有辦法可想，我怎麼割捨得下？怎麼放吔落？」阿嬤的聲音，嘶啞悲切；阿嬤的淚，在滿臉皺紋間潰堤，成串濕在衣襟上，卻也滴滴燒進我心頭。

從醫以來最痛苦的天人交戰，讓我呼吸困難。幾番深思後，我選擇只要俯仰無愧於天地、於良知，選擇尊重老人家的意見，讓他們簽了 DNR。

病人要臨終了，我陪著這家人老老小小一起圍繞在病人床邊，老阿嬤全身顫抖，卻用雙手緊緊摀住嘴，不敢讓自己放聲哭出來。我心裡的難過，不亞於他們的生離死別，這是我第一次放手讓病人走，看著心電圖，慢慢地、慢慢地變成一直線，在心臟完全停止跳動時，老阿公拉著阿嬤，帶著媳婦和三個孫子，向醫護人員磕頭：「謝謝，謝謝你們，肯救我全家！」

扶起老人家的同時，一旁的護士也忍不住偷偷擦眼淚。有說不出的矛盾掙扎，纏繞在我腦海，不知道要怎樣來形容這樣複雜的思緒？我放手了，第一次；我努力的說服自己，

我放了該放病人的手，可是心底，為什麼還是有說不出的苦澀與無盡的哀傷呢？

堅叔的 CARE

在腦神經外科，我們成功地救回很多生命，其中也包含了植物人。

可是當面臨醫學與人力有所不能的極限，把腦傷病人救成了植物人，真的很讓醫師不知道該如何去面對家屬？有時候連自己都不免困惑：是在積陰德？還是在作孽？

以前年輕的時候，對預後的判斷較無經驗，面對困難嚴重的案例，總是先保命再說；等到變成植物人了，整個家庭陷入困境，家屬往往抱怨：「早知道不會醒，會這樣拖磨著，就不該硬要救下來受苦了！」

多年後的我，累積許多經驗，對於不好的預後，至少能夠給家屬較正確的訊息，讓家屬在醫療資訊對等的情況下，做出最適當的決策。

逝者已矣，活著的家屬，還有好長的路要走，尤其是頓失經濟支柱的弱勢家庭，問題不是唱唱高調之後，就能解決掉的，生活，真的很現實；不論是社會福利制度，或來自民間的救助，伸手能幫的忙，到底還是有限度的！

第一章

拼

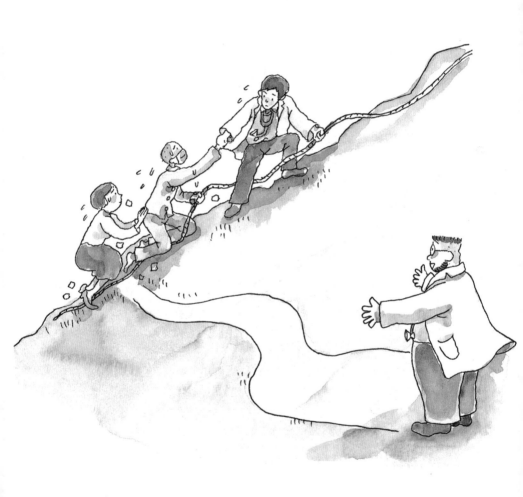

絕大部分的醫護人員，

都很認真努力在打拼！

但是，

似乎忘了醫療的極限在哪裡。

究竟，

是醫師無法面對救不回的失敗？

或是，

醫學教育的失敗？

醫「生」，

除了要會治病救命之外；

還要會顧「死」！

因為，

這才是完整的醫療本質。

不孝

病人是一位退休的老校長，先是糖尿病、然後中風、然後慢慢變成失智。在中風之後，意識還清醒時，老校長痛哭流涕告訴獨子：「我可以死，千萬不要為了捨不得，而凌遲我，硬拖著不讓我死！」

左腦中風的病人，是右手右腳不會動，偏偏老校長的糖尿病傷口在右邊，循環不好，怎麼處理都收不了口。「截肢！」好幾個醫生都這麼說，但老校長寧死都不肯，還一再警告兒子：「你一定不可以讓我屍不全，要讓我死得有尊嚴。」

衰弱的老校長因為肺炎進了加護病房，血壓異常的不穩定，被懷疑可能是敗血症。當下醫師的兩個考量：一個是問題的根本會不會出在糖尿病的傷口造成；另一個就是肺部感染造成的敗血症。檢驗報告出來，醫生告訴家屬：「需要截肢保命。」

　　老校長兒子無奈極了：「如果我爸肯截肢，早就截了。」

　　加護病房醫師於是照會了整型外科醫師來加強說服：「這截肢是一定要做的，術後不要多擔心什麼，整型外科會幫忙處理得很好。」

　　加護病房醫師趕忙又補上一句：「如果不肯截肢，不就形同放棄不救了？」

　　陷入兩難的兒子天人交戰。

　　第三天兒子到護理站拿東西，護理長好意相勸：「你看不管內科外科，怎麼會診都說要截肢，要不然病情真的很不好控制，而且截肢那隻腳是中風那一隻，本來就沒知覺，根本就沒差嘛！」

　　對爸爸從小就說一不二的威嚴，兒子真的不敢違逆。他苦惱到不敢出現在加護病房，不知道要怎樣面對醫護人員的質疑。在醫護人員相對的積極下，他好像成了「不孝子」，可是截了肢之後，老爸爸也無法恢復成一個能懂人事、能正常吃喝的「病人」啊，他已經是如此的虛弱，隨便一個風吹草動，都能讓父親撒手而去。

　　有天，我接到南部偏遠小鎮一家診所醫師的電話：「黃主任你好，我是看著老校長的兒子從小長大的醫師，也可以

算是老校長家的家庭醫師吧！」原來束手無策的兒子，跑回老家去尋求信賴的老醫師商量該怎麼辦了。

「他不是不孝子。」老醫師一開口就先澄清：「他那天來診所，進門一看到我，就抱著我痛哭失聲，他連聲問我，老校長病了這麼多年來，有誰什麼時候看過他對父親的照顧是不孝的？」電話那頭沉默了幾秒：「能不能拜託黃主任，跟主治醫師問問清楚，完整的後續醫療是打算要怎麼做？」

於是我找醫療團隊、找家屬一起來開個會：「是什麼原因，讓爸爸那麼不能接受截肢治療呢？」

「我爸爸是縣裡很有聲望的校長。」兒子強忍哽咽：「退休後，只要見訪客，他一定西裝筆挺，皮鞋光亮。連中風後，有人來探望，一定要先約，他也一樣要求儀容整齊，起碼也要刮乾淨鬍子、穿襯衫、西裝褲，才肯見人。他這麼注重儀表的人，怎麼肯接受截肢？得到糖尿病後，以他的學養，也很清楚遲早要面臨截肢這件事，所以他千交代萬交代，寧死也不可以剎掉他的腳！」

「但是老校長現在面臨生命末期，如果堅持不截肢，如果萬一，今天晚上可能就會走人，你們可以接受嗎？」我試探的問著。

老校長白髮蒼蒼的太太哭倒在女兒懷裡，兒子噙著淚，咬著牙點頭：「後事，我們都已經在準備了……」

「那就簽『不施行心肺復甦術同意書』好嗎？」我問。

老校長的太太坐直身子，很嚴肅的說：「好，我做主簽。」

「那你們對醫療團隊還有什麼要求，需要大家幫忙的？」

「我爸現在實在腫得跟他原來的樣子差太多了，點滴可不可以不要再打了？」老校長女兒問。

「只要能讓他舒服的走，其他沒用的什麼管子，可不可以拜託，真的都停，都撤掉吧！」老校長太太哀求著。

「什麼都不要？怎麼可以？」這下換總醫師沒法接受了。

「我們也都知道老校長真的走到生命末期了，醫療團隊主張截肢之後，也是邊走邊看，也無法對家屬提出什麼可行的穩定醫療辦法，既然不截肢是老校長堅持的，家屬也簽了同意書，我們就尊重他們吧！」我勸著總醫師。

第二天早上，護士問住院醫師：「鼻胃管到期了，換是不換？」

年輕的住院醫師毫不考慮地說：「簽 DNR 不是代表什麼都不做，他們簽他們的，我們還是做我們該做的。」

結果拔出舊管，新管怎麼塞都塞不回去，鼻黏膜開始流

血不止，家屬進來面會，一看滿臉是血的老校長，氣得大喊：「你們在做什麼？」突然間血壓直掉、心電圖變一直線，一切發生得太突然了，醫護人員本能地衝過去開始 CPR……

堅叔的 CARE

　　這個醫案，連醫護人員都不太能理解，跟一般哭天搶地，跪求醫護人員，不計代價，無論如何都要拼到不能拼為止相比，似乎太無情又不孝。但就醫學倫理來說，病人的自主權和家屬的抉擇，是必須被顧及和尊重的。

　　家屬簽了 DNR，鼻胃管到期，到底如何決策較好？醫療常規建議置換以減少感染，但是病患即將面對死亡，不論是留置以減少腹脹，或者是拔除減少不舒服，只要與家屬溝通好即可。

　　老校長的案子，後來花了很多工夫在周旋善後，關於 DNR，醫療團隊本身的觀念、對內溝通，和在職教育訓練，都還是有待加強的。

自來「血」

從早上十點進開刀房，醫療團隊接力拼命搶救這青少年，到深夜十二點多，從腦部手術，開腹腔，做動脈栓塞……沒人喊累、沒人輕言放棄；可是這青少年，依舊傷重不治。

隔沒幾天，他爸爸怒氣沖天的來問罪：「孩子出事九點半送到醫院，到十點我來看他進手術室，之前的半個鐘頭，醫院在做什麼？是不是你們的延誤，害我兒子丟了命？」

這青少年是被一起飆車出遊的朋友先送到急診的，同伴傷得這麼重，他們嚇壞了，慌張也好，推卸也好，他們跟青少年的爸爸說：「剛到醫院的半個鐘頭，醫生都沒在給他救！」

「不是這樣的。」住院醫生澄清：「如果沒趕緊做準備，比方說氣管內插管，先維持住他呼吸道的暢通，大量輸液，穩住一些生命跡象，病人怎麼能十點馬上就進開刀房動大手

術？」

　　這爸爸當場拍桌哭了出來：「你們知道我那天接他回家，發生什麼事嗎？」

　　那天凌晨，青少年情況急轉直下，他爸爸眼看大勢已去，叫了救護車，把孩子載回家往生，臨走之時，他還爲醫療團隊超過十二小時的辛苦努力一直拼，不斷鞠躬說謝謝。

　　「從上了救護車的推床，我兒子的血，就從身上的每一個傷口，一直不停的從紗布滲出來，一路上，血一直在滴，救護車上，血一攤又一攤，進了家門在廳上，血繼續滴，滴成一大片，地上的血，怎麼擦都擦不完，擦不乾……」

　　這青少年的凝血功能全盤瓦解掉了，他傷太重，在手術過程中，爲了搶救，醫療團隊又不斷大量輸血，人的凝血系統是環環相扣的，當體溫太低，加上酸血症，身體裡的凝血機制是沒有作用的，血液就無法凝固，只要有傷口的地方，就往外滲，一發不可收拾的流。

　　「那個血，如果沒一直趕快去擦，是會淹上腳踝的，你們知不知道？知不知道？」他驚恐到歇斯底里。身爲一個父親，被撕裂的無助和痛徹心扉，讓他的臉孔扭曲抽搐，揮舞的雙手、全身，都無法克制的在發抖。

「我不敢閤眼啊，眼睛一閉起來，就看見我渾身血淋淋的兒子，我沒辦法幫他，他的血，一直在滴一直在流……」他跌坐地上：「兒子死了，我沒勇氣走進家門，地上，有好多好多兒子流出來的血，我怎麼踩得上去？邁得出腳步走路啊？」

我心不住的往下沉，這個才四十七歲的父親，毀了，兒子在他眼前，死得如此凄慘，這麼深的傷痛，將如夢魘隨身，綑綁他這一生了。

這青少年的傷，到院時就已經知道救起來的勝算非常渺茫，那天還是假日，可是醫療團隊都不放棄，幾組人分批輪流上陣接力，醫療團隊有錯嗎？大家努力的拼了十幾個小時，青少年的不治，大家也扼腕喪氣。而他爸爸親眼目睹兒子的慘死之後，造成這麼嚴重的心靈創傷，遠遠超出了醫療團隊所能認知的崩潰。

「我沒資格當人家的爸爸，我不該生他，生了他又沒教好他，可是，我也有管啊，很想管又管不了，不買摩托車給他，他翹家不回來，找了好久，找回來了，為了留住孩子，湊錢買了部摩托車給他，誰知道會變成這樣？是我，是我無能，頂慢，親自把兒子送進鬼門關，是我毀了我孩子，我是

凶手、凶手！」他悔恨交加，一拳一拳重重搥在地上，而那沉悶的拳聲，不僅是搥在地上，也重重回擊在現場的醫療團隊心上。

兩個月後，我去探望這個爸爸，簡陋的屋子，家徒四壁，他削瘦委靡，畏縮在牆角，低著頭小小聲的說：「失禮啦，那天去醫院鬧，是怕我兒子有冤死，其實，看你們那麼拼在救我兒子，我還是很多謝你們的，真的，謝謝你們……」

堅叔的 CARE

創傷，在重症醫療領域，是最值得拼的，只要心臟還在跳，血能止得住，醫療團隊通常都會盡心盡力的拼拼看。只是，有時嚴重的多重傷，無法控制的大出血，至今，仍不是醫療所能挽救的！

當病人進了急診，是不該會被擱置不理的，只是急診處醫護人員大家都太忙了，沒時間清楚告訴家屬：現在看到的危險性是什麼？努力在做的是怎樣的搶救？導致慌亂的家屬或

陪同人員誤會了急診的怠忽職守。

　　這個 CASE，孩子走了，是意料中事，但是父親毀了，卻讓醫療團隊唏噓不已！我們在做個案檢討時，為什麼這青少年最後會走得這麼慘？如果已經知道沒有任何存活機會了，有沒有其他辦法，讓他不要死得這麼慘？

　　事情兩難：在醫療團隊來說，不顧後果，先拼了再說，起碼問心無愧，對家屬也有所交代；但結果出來，大大超出家屬意外的驚駭，也不是醫療團隊所樂見的。

　　甚至有時候，無法接受的家屬會責難醫生：「你們怎麼把人搞成這樣？我要告醫院、告醫生！」

　　到底該怎麼拼？

　　拼到什麼程度該放手？

　　極限之後，能多幫病人或家屬考慮些什麼？

　　這些還有待摸索的「平衡點」，好難！

你們是 Pro 嗎

一個外地轉來，頭部嚴重外傷、內臟多處破裂的十七歲男孩，醫師會診後，確認沒有機會了，便依照他們當地習俗的慣例，問男孩的父親：「你們想要把弟弟帶回家嗎？」一堆陪同而來的親戚七嘴八舌意見很多，搞得這位爸爸左右為難。

到了晚上十一點多，這位爸爸突然跑來找值班醫師：「大家討論的結果，還是決定把弟弟帶回去，可是現在三更半夜的，台北我人生地不熟，一時間也找不到救護車載，拜託拜託，請幫我們把弟弟撐到明天早上吧！千萬別讓他死掉，要不然弟弟不能進到我們莊裡去，就回不了家了。」

住院醫師拍著胸脯掛保證：「沒問題、沒問題，這個忙，我們能幫，請放心，我們今天晚上一定會把弟弟顧好的。」

就在爸爸離開不久，住院醫師坐在那個觀測螢幕前面，

越看越害怕，血壓開始不穩定了，收縮壓七八十、六七十上上下下、心跳一百一十幾。心跳越快，就表示心臟越沒有力，醫師緊張了，馬上叫血來輸、打強心劑、灌很多輸液，好讓心臟穩定下來，一整個晚上隨著這男孩血壓的七上八下，住院醫師都不敢闔眼稍作休息。

　　天總算亮了，奮鬥了一整夜，心跳七八十，血壓一百一，住院醫師大大的鬆了一口氣，這下子弟弟撐回家一定沒問題了。七點五十幾分，這爸爸進來一看，急忙抓著住院醫師問：「我家弟弟呢？」

　　醫師還很欣慰的指著第五床說：「弟弟不是在這裡嗎？」

　　這爸爸大驚失色：「這是我兒子嗎？」原來為了讓心臟和血壓穩定，一夜下來，太多的輸液強灌進體內，原本瘦瘦的體型，現在連五官整個都腫成一個連爸爸都認不出的大胖子。

　　放聲大哭的爸爸，驚動在外的一票親友蜂擁進來，「那迌變這款啦？」大家交相指責，我們那個個頭小小的住院醫師，被一個像混黑道的叔叔捉小雞似的，整個人給拎了起來：「你敢惡搞我姪子？」

　　護士通知我趕快過去處理，我看那個叔叔是帶頭起哄的

人，急忙安撫他放開又氣又委曲的住院醫師，好言好語相勸，連拖帶拉的先把家屬帶離開現場：「我們住院醫師真的是好意啦，他會這麼處理，是弟弟半夜突然出狀況，整個很危急，逼不得已一定要做的緊急應變處置，也是怕弟弟回不了家，昨天半夜就死在醫院裡。」

那位叔叔恨恨的說：「拜託，你們是 Pro 吧（Pro，日語的『專門家』，等於英文的 professional，意思是有專業的），那吧把我姪子搞成這樣？」

這句話讓我非常難過，剎那間，我真的懷疑，我們真的是 professional 嗎？我們是醫師，一天到晚都在面對死亡，可是卻不曾認真去看待死亡這件事，反而不知道怎麼去處理病人死亡的過程，卻讓家屬去承受最後超出想像的沉重代價。

堅叔的 CARE

　　在生命末期，病人救不起來了，這時的家屬，甚至比病人更需要照顧，很多家庭或許是第一次面對死亡，他們根本就不知道會面對什

麼問題，一旦碰到了如何應變？不知道什麼是
能承受的，什麼是不能承受的。

　　家屬常常要求醫生不管一切的去做急救，
可是只為了讓心臟多跳幾小時，等病人走後，
家屬往往都認不得自己的親人，這樣做真的對
嗎？

　　從開始關注臨終照護以來，每次和家屬懇
談到最後搶救可能遭遇到的狀況時，有家屬會
遲疑、會追問再三，但是還從來沒有一個家屬
說：「沒關係，你們盡量拼，病人最後被認不
認得都沒關係。」

　　其實家屬是很在乎的，只是我們往往說不
清楚！

度分，如年

　　一對高升到台北就職的中年夫妻，帶著十歲的孩子北上就任，一天下課，媽媽帶著兒子要進超商，媽媽走在前面，突然聽到緊急煞車聲和巨大的碰撞聲，一回頭，小孩已經卡在車底盤下了。

　　在極不樂觀的搶救過程中，這媽媽不吃不喝，自責到幾近錯亂，一看到任何醫護人員，就趕忙雙手合十九十度彎腰鞠躬，一直拜託一直求。這個弟弟，明明陷入深度昏迷，對外來刺激毫無反應。

　　父親與母親決定放下，將弟弟有用的器官捐贈出來完成大愛，但隨著呼吸器吸氣的動作，他久久會突來一次，看似能自主的呼吸肩膀動作，使得沒有醫師敢判定這小孩腦死與否。

　　雖然醫療團隊懷疑，這樣的現象，是不是不自主的上位

頸椎脊髓反射作用所造成的，讓這弟弟看起來好像還能偶爾自主呼吸一下？查了文獻，也證明的確是有來自橫膈膜和上位頸椎脊髓間的一些反射作用。

雖然我們根據腦死判定準則，打足氧氣，讓小孩脫離呼吸器十分鐘，證明這位弟弟真的是無法自主呼吸了。可是就沒有其他醫生敢下筆判腦死。這使得原本遺愛人間的願望落空了！

打足氧氣，脫離呼吸器十分鐘，用意是在讓身體裡面的氧氣非常足夠，在這十分鐘的代謝過程中，細胞是活著的，所以會有二氧化碳不斷的製造出來，二氧化碳升高的結果，會刺激腦幹，若是一般正常狀況，就應該會有自主呼吸的。如果還是不能呼吸，就證明腦幹是失去功能了！

可是大家於心不忍，總存一絲希望，想小孩有比較旺盛的生命力，想再盡力拼拼看，等待奇蹟，或許可能吧。

一星期過去了，媽媽失魂到像尊雕像，憔悴不堪的爸爸神色空洞的問：「我們還要這樣多久？」因為太多侵入性治療，舊傷新傷，讓弟弟的容貌外觀有了很大的腫脹改變，傷口也不斷滲漏血水。

「你們不是做過呼吸器脫離的測試了嗎？如果弟弟真的

腦死了，我不要你們用人工機器，強行把他拖著受折磨，這對我們來說……」這爸爸忍不住壓抑，嘶吼了出來：「是度分如年，是度分，你們能懂嗎？度分如年的煎熬！我不要眼睜睜看我寶貝這樣、這樣活著，我不要呀！」

「你們是醫生，你們一定有辦法的是吧？」雙眼滿布血絲，一個禮拜沒刮的鬍子，這爸爸頹廢沮喪極了：「給條路走吧，求求你們，別把我們這樣懸吊在半空中！弟弟這樣，我們做爸媽的，於心何忍？每一分每一秒都像刀做鐘擺，一刀一刀的割在心上，支離破碎，怎麼看得下去？做不到啊……」

如果繼續留在加護病房，弟弟就算腦死，靠著體外維生系統，只要不感染，是還能拖上一段時間的，弟弟是沒有知覺了，可是他瀕臨崩潰的父母怎麼辦？經過商量討論，弟弟的爸媽簽了 DNR，讓弟弟轉到普通病房，在支持性照護下，讓弟弟順其自然的走了。

以現在加護病房的能力，跟以前是不可同日而語。我們在醫學院上課時，老師教的是「這種病例，五到七天就自然死亡了」。可是現在若是在加護病房，每天抽血、矯正電解質、呼吸有呼吸器灌氧、血壓掉了有升壓劑等等，是可以拖上好

一陣子的。

　　只是，有時候，做了一大推延長死亡過程的事情，對病人或家屬，就「人道」了嗎？

堅叔的 CARE

　　在一堆機器包圍臨終病人後，你看到了什麼？

　　一定要用「機器」、「醫療常規」按表操課來處置病人嗎？

　　難道不能用「心」，來照顧病人和家屬嗎？

　　如果醫師不認為病人已是瀕臨死亡，請提出有效、清楚的治療計劃，不要把家屬的心懸在半空中晃蕩。

　　醫師在搶救生命時，採取醫療常規是合情合理的，我們也知道醫師可以操控死亡過程、延長死亡時間，但如果在面對醫療極限時，還在用醫療常規，就會顯得不倫不類了。

　　在國外，當救不回來的病人占著加護病房床位，在人工加護下，拖很長一段時間，卻因

此排擠掉有救、卻沒機會被救起來的病人時，
醫療資源的浪費與分配不公，是會被檢討的。

　　但有些時候，家屬不肯放棄，動輒揚言要
告，醫生就不敢放棄！就會看到明明已經多重
器官衰竭的瀕臨死亡病人，在呼吸器加持下，
只要心臟有在跳，就繼續消耗葉克膜、洗肝、
洗腎……等等資源的荒謬了。

五天一條命

　　以加護病房作業來說，任何形式的拖延死亡過程，相對的，就是失去救助其他生命的機會。假設加護病房平均住院日是五天，一個自然病程五天會死亡的病人，若被「人工加工」延長成四十五天，相對的失去救助其他八條命的機會，這就不符合醫學倫理所謂的「公平正義」原則。

　　台灣加護病房的比例位居世界前幾名，可是常常到處不夠用。以台灣目前一年死在加護病房的約有三萬到四萬人來說，有救，醫護人員理當盡全力拼下去；如果真的無以回天，這些病人的家屬只要願意減少無效醫療，縮短一兩天加護病房住院，將會有六千到七千人多了救命的機會。

　　一位出血性腦中風的八十三歲阿嬤，被送進醫院急診，值班醫師告訴她兒子：「你媽媽已經腦幹衰竭，沒有希望了。但是因為現在加護病房滿床，要調一下，請先在急診這邊等

幾個小時吧！」

老太太的兒子很疑惑不解的反問醫師：「不合理啊，你說我媽媽不會活了？為什麼要進加護病房？」

護士找我過來告訴他：「因為你媽媽不會自主呼吸，需要靠呼吸器幫忙。」

「有了呼吸器的幫忙，我媽就能變好？會活下來嗎？」

儘管為難，還是實話說了吧：「總是能多拖個幾天。」

六個小時過去，總算擠出一張加護病房的床位，這位老太太的兒子卻跑來找我：「黃醫師，我媽媽她要走了，既然你們大家都盡心盡力了，還是無法挽回，我們家屬商量後，可不可以麻煩你，不要把我媽留在加護病房，幫我們把媽媽轉到普通病房？我們大家想，最後這幾天，隨時都能好好的陪在她身邊。」

第一次聽到家屬，很誠懇的主動提出「轉出加護病房」的要求，坦白說，被嚇了好大一跳：「為什麼？」我直接脫口而出。

心想有多少人想盡辦法，就是要擠進加護病房，有的已經脫離險境、不需要加護病房的病人，家屬還斤斤計較要求多住一兩天。甚至，已明知預後無望了，還是無論如何都要

逗留在加護病房，能拖就拼命的拖延著死亡過程。

「黃醫師，我媽媽一生都樂於幫助別人，既然她要走了，讓出加護病房的床位，也許可以多救一個人。如果我媽媽有知，一定也會同意她臨走前，我們能為她這麼做的。」望著眼前純樸的家屬，出其不意深深的感動著我！

就很一般的尋常百姓人家，卻有著何等不凡的胸懷氣度，我忍不住向那位彌留中的老母親致敬：一位看似平凡的母親，用她的身教美德，讓她的孩子在她走向人生盡頭時，還能這樣為素昧平生的人著想！

有多少家屬明知大限來了，回天乏術了，還要求醫師：「不在乎、不論花多少錢，都請把人救回來！」雖然這是人之常情，醫護人員也拼命去努力，能插、能電、能壓、能搶救的方法，全數出籠⋯⋯之後呢？該走的還是走了！

在醫病關係緊張對立的今天，有些傳統的家屬不捨觀念，讓有心多救一個是一個的重症醫師們，無法在有限的醫療配備下「據理力爭」救人，只能無可奈何順位取捨。加護病房的醫療資源昂貴又有限，真的懇請三思，允許用來搶救還有救、一定可以救回來的病人！

人生無常，誰都不敢保證，下一個急需進加護病房救命

的人會是誰，不是嗎？

堅叔的 CARE

　　美國醫療協會對無效醫療定義為：治療嚴重病人時，可能只是延長其末期的死亡過程，爾後的處置也是無效的。

　　有六、七成的加護病房末期病患，直到死亡當天都還在驗血、照 X 光；已簽署 DNR 的患者，四成還在使用第三線抗生素、超過三成的人在洗腎、更有 8% 在使用葉克膜體外維生系統，這些所謂加護病房的例行常規，對臨終患者而言，一點意義都沒有！

　　一般認為，加護病房的職責就是積極救治病人，因此對於其他的選擇，比方緩和療護，舒適尊嚴照護等，常難開口提供適當的討論，使得家屬在醫療資訊不清楚、不對等的狀態下，做了不適切的決策。

　　這不僅造成病人無法善終、家屬不滿，同時也增加了有限的加護病房資源無謂的使用，

使得真正需住加護病房的病人無床可用，大大
違背了公平正義的原則。

那是他自己不要的

　　一個惡性腫瘤末期的小孩，我不忍看小孩反覆的備受折磨，和他媽媽說：「要換種方式照顧小孩嗎？這樣下去，小孩最後會走得很辛苦。」我還不敢實話實說，小孩會被折磨得相當淒慘。

　　小孩的腫瘤，長在腦幹的前面、後鼻腔的後面，這種癌症，腫瘤長得快，擴散也快，血管很多很會流血。在面臨插管前，跟他媽媽說：「插不插管，小孩都一樣走，如果選擇不插管，順其自然的做安寧療護，小孩會因腫瘤引起的窒息而走，但是會少受很多苦。」

　　媽媽低頭不語。

　　「如果選擇插管，是可以多維持一陣子存活，但是很清楚的是，接下來要面對的是，一次又一次血管栓塞與手術，不斷的移除這些腫瘤，可是這些腫瘤拿不乾淨，最後……」

抽口氣，我老實說：「會死於大出血！」但仍不敢清楚描述大出血的慘狀。

「能拼到什麼程度就拼吧，我，不放棄任何機會！」這媽媽很堅持。

因為插管，有呼吸器的幫忙，小孩不會斷氣，卻反反覆覆受腫瘤毫不留情的攻擊，於是當腫瘤快速擴散，快要從鼻子跑出來了，大出血一次，手術一次；當腫瘤快速擴散，要從嘴巴跑出來了，大出血一次，趕快再手術一次……清除的速度，趕不上擴散，小孩的顏面被腫瘤撐到整個變形，虛弱不堪的身體，再也經不起任何手術。

小孩走了，真的死於大出血！

半年後，小孩媽媽寄了封信給我：

當眼睜睜看著黃醫師所預估的惡化病情，一樣一樣建議不要做的，我一樣一樣的做了，不想看到的，也一樣一樣的實現了。

我害怕極了，也矛盾極了，拼了命的要醫生救，明明知道是白耗工，就是說不出口：「讓小孩順其自然走吧！」這半年來，只要閉上眼睛，總忘不掉小孩最後慘死的容顏，我

是個好自私的母親。

因爲我的執著不捨，硬是拖著孩子受煎熬，讓原本就瘦弱的孩子一次次進出手術室，孩子最後叫痛的次數，竟然比叫媽媽還多太多。孩子最後的今生記憶，恐怕只剩下了痛，沒完沒了的痛！

最後彌留中的孩子，連我都快認不得了，孩子會怎麼看待我？孩子會不會好怨？會不會好害怕？媽媽呢？我好痛好痛，媽媽爲什麼都不來救我了？老天啊，我對自己最親愛的孩子做了些什麼？

如今，我只能不斷的催眠自己：妳沒有錯，一直盡心盡力在救自己的孩子，如果連試都沒試，拼都沒拼，會一輩子後悔。妳不斷爭取，給了孩子很多次的機會，是孩子自己選擇不要的，是他自己不要的！

而我自己，在醫師給的充分完整訊息裡，執意要有所爲，面對這個等同雙輸的結果，儘管痛不欲生，我也只能接受，這樣的夢魘，這輩子將糾纏我到死。

我一直在試圖假裝，自己和孩子，都會原諒那段日子裡，最後的，獨斷獨行……

信紙上，淚漬斑斑，如果事情能回頭重來，這個媽媽，會做怎樣的選擇呢？天下父母心，這樣的苦，同樣爲人父母的我，是懂的。面對生離死別，要有多大的智慧與勇氣，才能學會面對與放下？

堅叔的 CARE

在面臨插管前，為什麼要先和家屬溝通清楚？

加護病房的生命末期照護，應該以病患為中心，減少死亡過程的痛苦。

比如，病人自行呼吸不順了，可考慮以麻醉減輕痛苦，讓他慢慢自然離開，未必非得裝上呼吸器，以免存活時間延長，痛苦也拉長。

不過國內的醫師、家屬，對加護病房的安寧療護，多半仍是逃避，不願坦然面對，所以簽署「不施行心肺復甦術同意書」時，病人往往都已裝上呼吸器等的維生設備。

依現行法律規定：維生設備一旦裝上，就不能撤除，除非病患自己簽過「放棄心肺復甦

術意願書」。因此，就算家屬補簽了「不施行心肺復甦術同意書」，高達九成以上的病人，死前還是在使用呼吸器。

生命倫理學的四大原則：尊重自主、不傷害、行善與正義！

面對病人的「善終權」，醫師們為病人做到了多少？對家屬解說清楚了多少？以至於家屬一方面擔心病患受苦，一方面又擔心被放棄。

其實，醫師是有責任要清楚告知家屬，面對死亡，或許我們的治療是減少的，但是我們的照護會更用心！

DNR也好，CPR也好，不論家屬最後的抉擇是什麼，醫療團隊都該幫助家屬了解，面對最真實的病情，盡可能避免事後無盡的追悔。

轉院

　　一對兄弟，為了腦死的父親要不要簽「放棄心肺復甦術同意書」，激烈爭執，相持不下，凶悍的弟弟嗆很大聲，揚言告這個告那個，誰勸都不聽，老母親無奈之下，只能回頭拜託老大：「順伊啦，別在醫院這樣給人家亂。」

　　老二立刻安排了救護車，硬是把垂死的老父親轉出臺大，換家能聽他做主的醫院繼續拼下去。結果救護車離開臺大醫院，才到景福門，老父親的情況就急轉直下，逼不得已又立即折返臺大急診，只是，連急診都來不及進，老父親在半路上就已經往生了。

　　「你這下甘願了吧？醫生都實話實說很不穩定了，你就比醫生行，你就是要任性妄為，這下老爸死在半路上，你很心安理得了嗎？」原本載著老母親和住院時用的一些東西、打算先回家一趟的老大，連家門都還沒回，半路上就接到噩

耗折返醫院，在往生室前直跳腳。

　　轉院，換家不同的醫院，不同的醫生，繼續拼下去，常是重症病人家屬的選擇之一。但是在換家醫院拼拼看之前，是否該先考慮幾件事呢？比方第二意見諮詢，原醫院醫生的這種處置方式，是一般常規該做應做的，都已經做到了嗎？還是不同的醫生，能提出更好的醫療建議與措施？

　　有些病人家屬對轉院這回事，想得很單純：「聽說某某醫院的某某某醫生，在看這一科很專門，我們就轉過去給他拼拼看。」

　　但是家屬們或許不知道，重症病人轉院可算是件「工程浩大」的事。如果他們沒先聯絡好，不論醫院收病人，或一到院就指定要給某某某醫生接手拼下去，都不是如想像這般容易。

　　重症轉院，以病房來說，也許病人是從原醫院的加護病房轉出，但到了臺大醫院，醫生診斷只需先到普通病房即可，病人家屬完全不能接受，一定非加護病房不住，有的病人會在急診吵鬧，認為他都跟誰誰誰「說好了」。事實上不論到哪一家醫院，還是有醫院的住院程序，是需要照步來的。

　　以新加坡來說，病人進來急診，幾小時之內要有適當的

去處。換句話說，比如病人處置完，需再觀察四小時，四小時之後必須讓他離開，如果觀察需要超過四小時，該進普通病房的、該進加護病房的、該進手術室的，就要讓他住院，如果該醫院病房不敷使用，公權力就介入強制轉到其他家醫院。

病人家屬的心焦，醫護人員一樣可以感受得到，因此，要和家屬建立共識之前，醫療團隊必須要有足夠的自信與默契。「所有我知道的，妳一定都知道！」我會這樣告訴團隊的護理人員甚至是家屬。因為護理人員比起醫生，站在第一線面對病人家屬的機會多多了。

沙文主義的醫師體制，讓護理人員在表達時，有時會讓人錯覺不得體：「醫生都沒說什麼了，妳說什麼？」在我們醫療團隊裡，開完刀下來，這個病人會不會醒？預後好不好？會不會死？護理人員和我是一樣清楚的。

家屬問我、問她們，答案口徑一致，這樣不但護理人員會受家屬尊重，著急的家屬也就不會為了等醫生的說法，一等再等而發飆。想想，家屬急著追問，而護理人員不敢回答或一問三不知，家屬情何以堪呢？

不管現在熱門的是一國兩制、還是一國多制，對病人家

屬來說，一位尊重工作夥伴的醫師，讓醫護團隊口徑一致，「正確、清楚、及時、對等」的透明病情資訊傳達，這樣的一國一制，才是病人家屬渴望理解到「究竟病人現在是怎樣的情況？我們接下來該怎麼辦才好？」的安全感吧！

堅叔的 CARE

　　對腦傷的病人來說，手術後顱內壓一直升高上去，一定不好，應該是要逐漸降下來的。

　　我會明白的讓家屬知道，第一天顱內壓會到哪，第二天第三天會有怎樣的變化，到第四天，顱內壓就該逐漸下降，所以前三天是關鍵期。如果這幾天內，病情有意外的轉折，一樣會讓家屬清楚知道，我們將怎樣應變處理。

　　在加護病房裡，太過關注在心跳、血壓上，反而會造成誤解，舉例來說：有的家屬會抗議：「血壓那麼高，你們為什麼不處理？」有時是因腦部循環不好，所以要讓血壓高一點。但有些時候，血壓又要放低一點，因為這樣心臟的負擔比較不會那麼大。

爲什麼不開刀

　　這是個內科照會過來的 CASE，八十四歲的老先生已經深度昏迷，電腦斷層掃瞄確認是顱內出血，於是照會神經外科，看是不是需要動手術處理腦內血塊的問題？

　　以腦神經外科的專業來判斷：血塊不大，出血的量，應該不是造成老先生深度昏迷的主要原因，而且血塊看來是撞擊引起的。家屬一聽完才說，老先生在疑似中風的刹那間，是跌倒下去的。

　　「這個 CASE 還不用到動手術的程度！」我建議，其他醫師當場也沒異議。

　　可是不知道是否交接沒弄清楚，內科加護病房有雜音出來，質疑老先生家屬，明明可以開刀拼一拼救救看，爲什麼不開刀？弄得老先生的獨生子被問得很尷尬無措。

　　兩天後，老先生兒子跑來問我：「可不可以把我爸轉到

外科加護病房？」

「可是你爸問題，真的不是出在外科呀！他的昏迷不是因腦出血引起的。」

老先生兒子說內科加護病房的醫護人員讓他倍感壓力，「有沒有解決的辦法可想啊？」那只好我再和內科、神精內科，三科會診一次來釐清了。

內科是認為既然有血塊，開開看，清掉了，就會對改善昏迷有所幫助。

「這個手術雖然簡單，但真的對病人昏迷改善是沒有幫助的，因為這樣大小的血塊，不是造成深度昏迷的原因。這樣好了，我們用電腦斷層掃瞄來追蹤，如果病人持續昏迷變不好，是因為血塊變大了，那我們就來重新評估開刀這件事。」

結果令人意外的是，血塊減少了一半，被身體自行吸收掉了。也就是說，血塊在減少，病人卻沒變好，不就等於證明了，昏迷不醒其實是另有原因的。病人因裝置了呼吸器，不方便使用核磁共振做進一步的檢查。因為核磁共振檢查時，周圍不可有金屬，而一般的呼吸器是金屬製品。

隔沒兩天吧，病人也往生了。

幾個月後，老先生的兒子專程跑來找我，遞給我一個小

小的長方型盒子：「我原本早該來的，遲來就是爲了這個。」他急著要我打開，小盒子裡，一顆象牙印章刻著我的姓名。一條活靈活現鏤空的龍身，雕刻得極爲精緻，盤繞在印章上：「我自己花了三個月時間，親手刻成的。」他眼裡閃耀著驕傲。

「奇怪？你怎麼想到要刻印章送我？」這份心意厚重的禮物，讓我不解，我又不是他父親的主治醫師，何況他父親已經往生了。

「請不要嫌棄，是我要謝謝您的堅持，不讓我爸爸要走了，還平白多挨那於事無補的一刀，您不知道我老爸是個多怕痛的人，要是換別個醫生，開就開呀，先拼拼看再說，不會爲病人設想那麼多，可是您卻肯堅持了您該有的堅持。」

感觸良多啊，我只是盡了我的職責，守住我的判斷；但對這年輕人來說：「我爸老來就一直交代，大限來了，該走就順順的走就好，別在那邊拖著受苦。他身體越來越衰老，病痛越來越多時，我還很擔心他這個心願能不能被成全。內科醫生那時一直說要開刀開刀，我真的很掙扎，都做了最壞打算了，如果開刀能救得好，就算日後被罵到死也甘願。可是一個開不開都已經沒什麼差別的刀，真多虧了您，成全了

我爸的心願，也讓我能不辜負我爸的千交代萬交代。」

　　西醫科別分得太細，好處是能學有專精，壞處是只看懂屬於自己的專科。難怪有腎臟科的醫師開玩笑說：「我們腎臟科哪有生命末期？我們腎臟死了都還可以一直洗呀，要不就移植換一個腎，如果病人會死，一定是死在別的器官上，心呀、肝呀、肺呀、腦呀，所以我們腎臟科，是沒有什麼生命末期問題的。」

堅叔的 CARE

　　並不是所有的醫師，都對腦出血的後續病變清楚懂得。

　　這個血塊哪怕只有 15 cc，會對病人造成什麼樣的影響？不同的出血量，在不同的人身上，會造成什麼程度的昏迷？這樣的專業，不是其他科別醫生的基本醫學素養，所以難免會有想當然爾的誤判。

　　腦部血塊，在什麼狀況下，是可以開刀手術處理的？

　　不論是受傷或中風導致，當一個血塊大到足以影響顱內壓、影響腦部循環，就必須手術。如果血塊是影響局部功能的損傷還好救治，但如果是影響整體腦部血流的進不去，其他部位的腦子就會壞掉。

　　我們的收縮壓／舒張壓，是在 120 到 80 之間，但是我們的顱內壓，是必須要小於 15 的。只要腦部功能是好的，一般的小血塊，是會被人體自動吸收掉，這種情況，就不需要動手術。

　　電腦斷層對腦幹出血的診斷非常準確，出血會有很清楚的白色印記，一看就知道，但是如果是缺血的話，尤其是在腦幹附近，有時是不太容易看出來。但腦幹中風，用核磁共振，則是可以很清楚看出來。

　　一般需要動刀的腦出血病人，從電腦斷層就已經可以明顯看出來，如果是腦幹缺血的話，就需要從臨床上反過來判斷了。

杭州南路

　　有位病人三年前在我們醫院過世，三年後，有天家屬碰到我，很感慨的說：「黃醫師，我們家住東區，在萬華上班，每天上下班，都要繞遠路開很久的車。」

　　「怎麼會呢，你們走仁愛路一直下來，穿過博愛特區，不就到萬華了嗎？幹嘛開遠路繞很久？」

　　「只要我女兒在車上，一過杭州南路的仁愛路上，氣喘就發作；只要我媽在車上，一過杭州南路的仁愛路上，頭就痛到受不了。」

　　「為什麼？」我腦海裡一直快速的翻找，想說這是什麼奇怪的病症？

　　「因為過了杭州南路的仁愛路，就是臺大醫院了！」

　　我心一驚，是啊，這位先生的父親，在臺大醫院過世！臨終的過度搶救，讓病人走得非常慘，裝葉克膜讓他四肢發

黑、插管導致他牙齒斷落、CPR 讓他肋骨壓斷、內臟破裂、七孔流血……所以才讓現在活著的人很痛苦。

　　加護病房中，有時看到被治療到「變形走樣」的臨終病人，我忍不住會念：「這是怎麼回事？能給家屬交代嗎？這是在治療什麼嘛？」

　　護士小姐會湊上來小小聲的說：「是在治療主治醫師啦！」

　　原因在於主治醫師，沒有辦法接受病人死亡的事實，他把病人的死亡當作自己的失敗，所以不顧一切後果，拼出來的「成績」。

　　以台灣這麼高的醫療水準，病人想要在醫院得到善終，卻是很困難的一件事！在台灣，竟然只有三家醫學院，有生死學教育。當疾病邁向不可治癒，死亡已是不可避免時，接下來的醫療處置，是在延長病人的「生命」？還是在延長病人「死亡的過程」？這些問題幾乎天天在加護病房上演。

　　五福臨門，這句吉祥話大家都愛得很，「五福」要合得起來，才能建構幸福美滿的人生，分開就不妙了。這五福是：

　　長壽：命不夭折、福壽綿長。

　　富貴：錢財富足、地位尊貴。

康寧：身體健康、心靜神寧。

好德：生性仁善、寬厚能容。

善終：臨終時，能沒有遭到橫禍，身體沒有病痛，心裡
　　　沒有罣礙，安詳而自在地離開人間，上上之選，
　　　是在睡眠中逝去。

醫病不醫死，醫療人員對病人的最終目標，向來是「拼
救命」；但是如果生命已無可挽回，那就請讓往生者「拼尊
嚴」，讓家屬「防痛苦」，讓生死都兩無憾的追求善終吧！中國
人發毒誓詛咒別人：「你會不得好死！」而這樣的詛咒，在
加護病房卻天天不斷的發生。

一般民眾並不知道氣切插管、按壓胸部、電擊、注射強
心針等急救過程，是病人死亡前最後的痛苦折磨。每當家屬
目睹病人搶救過的最後一眼，崩潰的傷害之深，有生之年，
陰霾都如影隨形，揮之不去的！

堅叔的 CARE

其實對臨終病人施行過度的急救，反而生
死兩不安！

　　當一個醫生面對死亡，請不要以醫療立場的主觀認定，再製造病人最後的痛苦；請以幫忙解決問題為導向、以病患家屬為中心吧，幫助他們身心靈得到安頓，走出悲傷，能早日重回生活常軌。

　　說來說去，最好的的解決辦法：是事先簽立「預立選擇安寧緩和醫療意願書」。

　　未來讓醫生、病人自己、病人家屬，在追求「生命品質」之外，也能坦然的追求「死亡品質」，也就是在能「拼救命」的時候拼救命，到了臨終了，也能有「尊嚴」安詳的離開。

第二章

DNR

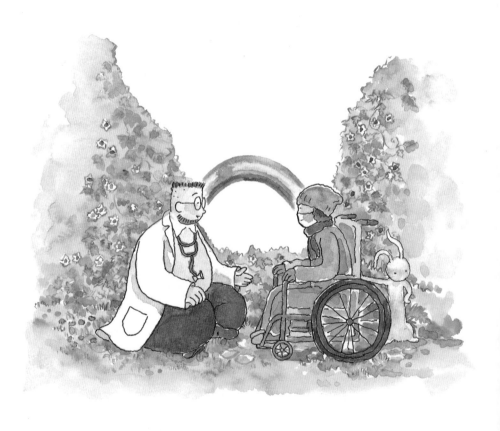

不施行心肺復甦術 Do Not Resuscitate，簡稱 DNR

簽了 DNR 是善終的起點，

不是代表一定得死、

不是代表什麼事都不用做，

不過是，

建立「臨終前照護計劃」共識而已！

簽了 DNR 之後，

是醫療團隊對家屬承諾：

如何問心無愧的，

面對病人與家屬，

陪伴一起走過死亡的幽谷！

《安寧緩和醫療條例》專用名詞定義

安寧緩和醫療

為減輕或免除末期病人之痛苦，

施予緩解性、支持性之安寧醫療照護，

或不施行心肺復甦術。

末期病人

罹患嚴重傷病，經醫師診斷認為不可治癒，

且有醫學上之證據，

近期內病程進行至死亡已不可避免者。

心肺復甦術

對臨終、瀕死或無生命徵象之病人，

施予氣管內插管、體外心臟按壓、急救藥物注射、

心臟電擊、心臟人工調頻、人工呼吸或其他救治行為。

意願人

立意願書選擇安寧緩和醫療全部或一部之人。

老爸爸的最後一課

　　一位七十六歲老富翁，育有三男兩女，因爲腦幹中風衰竭送急診，到院後，連救回當植物人的機會都沒有。

　　每次開家屬溝通會議，三男兩女加上各自的配偶，十個人，一定都全員到齊，而且彼此虎視眈眈，各持己見，大小聲爭執，絕不讓步妥協。七八次會議過後，連我自己都懷疑怎麼會有這種家屬？

　　終於，我忍不住明講：「旣然，都始終討論不出一個所以然，那今天就是最後一次了，令尊到病危臨終的時候，醫療常規該怎麼做，我們照做就是了。」

　　大夥兒你看我，我看你，陷入一片沉默。

　　「這樣好了，」老大有點艱難的說：「黃醫師，能給我們一點時間，再討論看看？」

　　離開會議室，我去忙自己的事。一個多鐘頭過去，老大

低著頭來找我回去說結論。

「我看，就這樣，這張 DNR 同意書，我簽了！」老大眼眶泛紅。

「我知道你們都不捨老人家，只是每一個人想要孝順的方法不一樣。」拍著老大的肩膀，我安慰他們：「只要有共識，讓爸爸不要再受苦，就好了。」

大哥一簽完，老二接著說：「黃醫師，我也可以在上面簽字嗎？」

「當然可以，這是你的一份心意啊！」雖然 DNR 只要有一位直系家屬代表簽字，就具法律效應。

結果，這份 DNR 上，老翁的兒女加各自配偶，密密麻麻的簽了十個人的名字。當最後一個，他家小女婿一簽署完落筆，老大放聲大哭，哭到不能自已的跪了下來，其他兩個兄弟上前一跪，三個加起來一百五十幾歲的大男人，摟在一起抱頭痛哭。

哭得淅瀝嘩啦的大女兒說：「不好意思讓醫師見笑了，我們家，他們三兄弟，已經幾十年，鬧到幾乎不往來了，簽我爸這張 DNR 同意書，是我記憶中，他們第一次，對一件事，有共識，第一次大家意見一致啊！」

　　「我爸之前怎麼勸，我哥他們都聽不進去，兄弟長年難得碰一次面，每次見面卻都像仇人相見，臉紅脖子粗到要打起來。」小女兒望著加護病房方向：「我爸每回想到，都傷心得直掉淚，很怨嘆，老的還在，大家都不和到這種地步，老的走了，這家不就散了？」

　　看著手中的這張 DNR，感慨啊，莫不是這位老爸爸在臨終前，冥冥中，奮力做最後的一搏，要叫他始終揪心放不下，孩子們的手足失和，用他最後的生命念力，喚醒他的孩子們：「打虎親兄弟，家和萬事興啊！」

　　老人家往生過後的那年春節前，我收到老大寄來的一張賀年卡，上面寫著：「要不是黃醫師的那張 DNR 同意書，我們三兄弟辦完父親後事，處理完遺產，大概從此就老死不相往來了。」最後的署名，三兄弟的名字並排並列。

堅叔的 CARE

　　當初在協談這個病人的 DNR 簽署時，只是想老人家有年紀了，既然救不回來，就讓他順其自然的好走吧！

　　一次又一次的溝通，很耗時又費心力，心想體會不到用意的家屬，搞不好還會誤會醫生，幹嘛一直勸人家簽 DNR？是要圖省事？還是什麼的？

　　事情到最後，意外的轉折讓醫療團隊很感慨，太多看似平常的死亡，但在每一個病人的背後，卻都有令人動容的不同人生功課在傳遞學習與成長。

　　照醫療常規處理臨終搶救，三四十分鐘就解決了，醫生不必再過問任何後續。但是接下來發生的事，卻永遠都不知道……

　　這個在印象中，開協調會次數最多的個案，教了我們一件事：碰到困難就輕言放棄，或許，也同時捨棄掉原本還有不同美意的結局吧！

唯一的補償

一個高齡的老阿公，因腦幹中風而摔得很嚴重，急診到院，已經無法再挽回什麼了。這家的老阿嬤，個子雖然小小的，但理智冷靜、作風強勢。

「我和我老仔，從少年拼到老，已經夠辛苦了，我決定，既然醫生都說得這麼清楚了，我也不忍心，讓他這世人，福沒享到多少，到臨走，卻還在苦不了，這張放棄急救的同意書，我做主簽了。」就在老阿嬤提筆的時候，她女兒忙拉住老人家的手。

「媽！」她女兒非常察言觀色，小心翼翼的輕聲問：「真的，不等大哥了嗎？到底大哥是長子，是你們的獨生子。這種事……」她媳婦低著頭，不敢吭聲，眼淚像斷線珍珠，掉個不停。

老阿嬤縮手遲疑了。

「阿母，妳給阿源一次機會好不好？我想辦法，去把他找回來，好不好？」她媳婦懇求著：「再怎麼說，阿源和阿爸，是爸囝親，等等阿源，好不好？」

「媽，就再給大哥一次機會嘛，我想，不管怎樣，阿爸還是疼大哥、在乎大哥的。」

「三天，就等他三天！」老阿嬤說得斬釘截鐵，眼裡卻泛著淚光。

隔天，趁著外孫陪老阿嬤，她女兒跑來偷偷問我：「我爸再撐這兩天可以嗎？」

我點點頭：「可是，妳大哥找得回來嗎？」

「其實，因為我哥是獨子，我爸媽從小就管很嚴，在我記憶中，三天兩天的，不是罵就是打，是很狠的打，我哥受不了，十六七歲就常翹家，交了壞朋友，也進了好幾次監獄，我爸常感嘆：「兒子被關在牢裡我還心安些，至少知道他還好好的活著。」這位兩鬢都有白髮的女兒，忍不住哭了出來。

第三天中午了，我也擔心起來，阿嬤嘴上強悍依舊，可是明顯的焦躁不安卻掩藏不住，她媳婦這三天來都沒出現過，她能找到阿源嗎？反倒是病危的老阿公，撐住了，難道老阿公也在拼一口氣，等他這親緣很薄的獨生兒子嗎？

　　黃昏了，阿嬤咬牙切齒怒氣沖沖的到護理站，找我要簽DNR。

　　「媽，天都還沒黑，現在到半夜十二點，還有好幾個小時，妳要說話算話啊！」她女兒苦苦的拉著媽媽勸。

　　「阿母，阿源來了！」疲憊不堪的媳婦匆匆趕來，「他已經在阿爸病房裡了。」

　　老阿嬤眼神一亮，甩開女兒媳婦，跟跟蹌蹌的忙往病房跑，我趕緊跟上去，以防萬一他們在病房裡起爭執。

　　滿頭灰白亂髮的阿源，把頭埋在老阿公手中，哭得天昏地暗，老阿嬤靜靜站在病房門口抹著淚，抬手制止女兒和媳婦進去。好一會兒，老阿嬤整理好自己激動的情緒，一臉威嚴寒霜的走到阿源身旁。

　　「你現在回來了，你老爸的情形你也看到了，你是長子，我尊重你的意見，但是，我的原則很清楚，就是不要你阿爸再受折磨。那張不急救的同意書，要不要簽，隨便你！」她女兒深深嘆口氣，擔心的望著大哥。

　　「阿母！」阿源滿臉風霜和著淚痕：「我忤逆了阿爸一輩子，讓他操煩心痛了一輩子，我再也不要阿爸痛了，這張同意書，讓我簽吧，算我，算我終於也能幫阿爸做件對的事

情，讓阿爸放心。」阿源突然起身向老阿嬤跪了下去：「阿母，我想回家。」

很強勢的阿嬤不再凶悍了，她摟著阿源，老淚縱橫：「回來就好，肯回來，就好！」

堅叔的 CARE

你能不被這樣的畫面震撼到嗎？快六十歲的浪子，抱著白髮蒼蒼的老母親哭成一團，什麼再大的氣惱怨恨，都在老阿公病床前，讓淚水給沖得乾乾淨淨。

這幾年來，我似乎越來越清楚一件事：如果，不要用世俗那麼「制式」的眼光，來看待死亡，對每一個家庭來說，都有它的意義存在。

也許應該說，面對死亡，是大家應該停下腳步，省思生命的過往。人生有四道：道愛、道謝、道歉和道別，這些，是需要有心、有時間去完成的。

請記得：道愛、道謝、道歉和道別。說要即時，別成了生生死死的兩相遺憾啊！

請幫我，跟她們說

多年前，有次剛開完醫學會議回國，一上班，助理匆忙的找我說：「黃醫師，這封信看來很急，要不先處理一下？」

一位六十多歲的老太太，先生在中部出車禍，送醫之後，當地的醫生告訴她：「已經沒任何機會，救不回來了！」於是她簽了 DNR，第二天大清早，她先生往生了。可是沒想到，卻在家族間掀起軒然大波。

第二天上午，趕到醫院的婆家大伯、小叔、大姑，現場一個個把話飆得極傷人。

「我知道我大哥跟妳感情不好，再怎麼樣，人要死了，妳連讓醫生拼都不拼一下就放棄，妳說得過去嗎？」她小叔張牙舞爪的怒吼。

「妳跟我弟夫妻一場幾十年，這麼殘忍的決定，妳簽得下去？」大姑劈哩啪啦毫不留情的往她身上打。

「妳是存心要報復的對不對？還是妳怕我弟弟救成植物人，會拖累妳，不想顧喔？乾脆讓他去死一死，妳反而痛快？」大伯握著拳，咬牙切齒的晃著。

隨後趕到的兩個女兒，一看親戚的反應，來不及問來龍去脈，就一鼻子出氣的指責媽媽：「就算爸爸過去再怎麼不好，這種天大地大的事，妳怎麼可以不跟我們任何人商量，大主大意的自己就簽字了？」

辦喪事的過程中，她被當作空氣，親朋間的耳語，添油加醋到離譜，連親生的兩個女兒，眼神也充斥著厭惡與鄙棄。這太太，不知道事情怎麼會變成這樣，她快活不下去了，面對排山倒海而來的污衊，連死，都不甘心！

她輾轉打聽，要為自己伸冤，問到了臺大醫院有個醫生叫黃勝堅，或許可以幫忙還她一個公道，於是在辦完先生後事半年，一字一淚的寄信到臺大醫院外科部給我，信中寫著兩個女兒的電話，求我幫忙伸援手，還她公道。

和完全陌生的這個中年大女兒通電話，一開始，她毫不客氣的謾罵，指責 DNR 的荒謬，嫌她媽媽的無知，怪我素昧平生的多管閒事，我只能悶不吭聲，讓她發洩情緒，等她靜下來，我緩緩的告訴她：

「當妳媽媽一個人自己在醫院,面對這麼大的驚恐意外,當醫生很坦白的告訴妳媽媽,既然都救不回來了,就讓妳爸爸好走,別再多受苦,妳媽媽要做這個決定,是需要多大的勇氣?有多掙扎?想想妳父親當時的嚴重狀況,妳媽媽沒錯啊,她最後選擇放下,放下這輩子婚姻中的委曲哀怨,讓妳父親好走;如果妳媽媽心存報復,反正沒救了,她大可再讓妳爸爸多拖個幾天,多受些罪呀!」

電話中的女兒哽咽了。

「其實,妳媽媽真的很不容易,在妳父親臨終前,她放下了,原諒了妳父親過往的一切,如果妳父親有知,他也會感激妳媽媽的選擇,再想想吧!」輕輕的掛上電話,心酸卻翻騰直上:死亡的背後,留給活著的人要學習的功課,竟是這般、這般的沉重……

第二天我從開刀房出來,這位太太已經打過多通電話來道謝,不管誰接到,她打一次哭一回,因為兩個女兒跟她和好了,她撥雲見日,重新找到活下去的勇氣。

「這輩子所有的委曲,都過去了!」這是她在電話中,最讓我如釋重負的一句話,是的,我也真心祝福她:這輩子所有的委曲,都過去了!

堅叔的 CARE

　　簽了「不施行心肺復甦術」(DNR)的同意書，不是就等於被丟在一旁自生自滅的等死，只是少掉沒有必要的一些侵入性治療，該做的支持和照護，醫師一樣會做。

　　一張薄薄DNR的背後，如果家族間沒有處理好，沒有先達成共識，病人走了，婆家、岳家，各有所執的偏見，別說是撕破臉，連親戚都做不成了。

　　特別是病人太太，當她又是家族媳婦的身分時，醫療團隊應該多幫點忙把DNR解釋清楚，讓家族在彼此溝通時，都能了解到簽這張DNR的必要性。

　　慢慢我們發現，如果不透過醫療專業，盡可能的當面在家族前解釋清楚，下筆簽DNR的人，太太之外，兒女，都是被罵得很慘的人，往往一句惡毒的言語，就叫簽字的人崩潰，一輩子受譴責，活得好辛苦！

　　現在，當家屬決定要簽DNR的時候，我們

　　都會多問一句：「簽下去後，你會不會面臨什
麼樣的壓力？需不需要幫忙？還要跟誰再溝通
清楚點嗎？」

因爲我愛妳

想要善終，機會是留給準備好的人！

在歐美國家，DNR 被視爲社會進步的象徵，因爲病人有醫療自決權。美國國會在 1991 年通過《病人自決法案》，要求醫院需以書面告知成人患者：什麼是你的醫療自決權益。

在台灣，立法歸立法，我們也有個先進的《安寧緩和醫療條例》擱在那兒給大家看。至於接下來民眾知不知道？會不會用來保障個人的「善終權」？就得靠個人的自求多福了。

以都會地區來說，每六公里就有一家醫療院所，萬一出了重大意外事故，昏迷不醒、奄奄一息的被 119 送到醫院急診，就有高級救命術（Advanced Cardiac Life Support，簡稱 ACLS）的死亡套餐端出來伺候，包括呼吸管先插上去，這是前菜；送到加護病房，開始上主餐，包括強心劑、呼吸器、洗腎、輸血、靜脈營養、鼻胃管、導尿管……；臨終了，

還有甜點上，就是最後 CPR 狠狠的壓、再加碼電一電。

想善終？這對照表操課的醫療團隊來說，不關他們的職責範圍。心肺復甦術（CPR）雖是標準醫囑，但並不是每個臨終病人都需要吃盡這種苦頭的，一旦病人事先簽署過 DNR，或家屬同意，明確表示不要急救，醫護人員就會尊重，不會強制執行心肺復甦術。

所以最好的方式，自己先做好善終的決定！

我們的《安寧緩和醫療條例》，民國 89 年完成立法，成為亞太地區，第一個立法保障「善終權」的國家。民國 91 年又修訂了一次：如果你已經被急救了，什麼狀況下這些機器可以允許被撤下來？先決條件必須要簽署了 DNR 意願書！

可惜，《安寧緩和醫療條例》在台灣施行了十年，立意良好的 DNR，卻沒有引起大家的重視，甚至還有很多民眾你問他：「知不知道什麼是 DNR？」他會茫然搖頭，聽都沒聽過，不知道是幹嘛用的？

民國 99 年 8 月 12 日衛生署新頒的「不施行心肺復甦術」相關文件總共有四種：
一、預立選擇安寧緩和醫療意願書。

是年滿二十歲以上，並具行為能力者可事先簽署的。

二、不施行心肺復甦術同意書。

是病人昏迷後，由家屬簽署的。

三、醫療委任代理人委任書。

由年滿二十歲以上，並具行為能力之本人預立委任之。

四、選擇安寧緩和醫療意願撤回聲明書

如果簽完，登錄進了健保卡，還是可以反悔撤銷用的。

民國 96 年的時候，有天我跟太太說：「我要來簽 DNR 意願書！」

我太太狐疑的問：「怎麼突然想到？你要簽這幹嘛？」

「因為我愛妳！」發誓，這話說得比追老婆時第一次的告白，還來得情真意切。

看著都在身邊的兒子女兒，我太太臉一紅，嬌嗔的說：「你肉麻！」

「我是說認真的。」這時語氣可嚴肅了：「我不想哪天我萬一出事了，真的不忍心讓妳愁眉苦臉，煩惱到底要不要給我插管？要不要 CPR？要不要又壓又電的來折磨一回？」

為了感動太太，我深情萬種的輕唱起：「我怎麼捨得妳難過。」在我簽過之後，我太太也跟著簽了，還找了我們成年的兒子女兒做見證人。

現在我們在醫院裡看到的，絕大部分是同意書，我去問了一下安寧照顧協會，目前台灣有簽「不施行心肺復甦術意願書」的只有四萬多人。簽了這張 DNR，套句話說：「有簽就贏了啦！」絕對比簽樂透還來得實際。

台灣的問題在於：如果病人不要做最後的心肺復甦術，雖然家屬同意就可以，但前提必須是病人已經昏迷不醒，沒辦法清楚表達意願：「不要插管、不 CPR、不電擊！」的時候，才能由家屬代簽。

我是鼓勵大家簽署的，如果你簽了，還有猶豫，或萬一後悔了，就先不要寄到安寧照顧協會去登入健保 IC 卡，可先寄放親人那裡，哪天萬一有需要時再拿出來用。不是在詛咒大家，而是把追求善終的主動發球權放在自己手裡，由自己主導。

堅叔的 CARE

　　絕大多數人，如果是在醫院往生，在生命最後一程，遭遇最大的問題是：得不到善終，死得很痛苦。如果是 119 送進醫院急救的，你在影集中所看的搶救過程，一點都不假，甚至更粗暴的過而無不及。

　　台灣一年死亡人數約十五萬五千人，但只有約七到八千名臨終病人接受安寧照顧，能「有尊嚴的好走」；其餘往生者，臨終前，多少都歷劫過度醫療的有口難言之苦，毫無善終可言。

　　什麼叫做 DNR？為什麼要簽？絕大多數民眾依舊「霧煞煞」！

　　當主管機關漠視宣導，而這些都需要有人持續不斷地向病人和家屬說明、解釋，雖然我們醫療團隊能力有限，但總是要有人不厭其煩的做，傻傻不計得失的做，不是嗎？

後事

　　一位癌症末期的老媽媽，她倒是豁達看生死：「從我七八年前一過七十，後事該準備的東西，壽衣啦、棺木啦、塔位墓園，我都準備好了，百年後，就不用麻煩兒女傷神了。」聽她這麼說，醫護人員都以為她一定也對追求善終，了然於心，所以就沒人跟她或她兒女提起簽 DNR 的事。

　　在一次病危的驚險搶救回來後，護理長忍不住試探的問她女兒：「老人家有簽 DNR 嗎？」

　　不料她女兒緊張的說：「我們知道這樣東西，就算要簽，給我們做兒女的簽，千萬別給我媽媽簽，妳們也別跟我媽提這件事！叫她簽放棄急救同意書，萬一她誤會現在病重了，兒女就要擱下她不管了，那我們跳淡水河都說不清了。」

　　可是，當兒女們不在病房，老媽媽支開看護，跟護理長說：「我的病，我自己心知肚明，搶救受的罪，一次就夠了，

我其實是知道有張什麼放棄急救的單子可簽的，可是我每次一想提，話都來不及說完，就被兒女給岔開了。」

「他們是孝順吧，擔心您會有所誤會，多想了！」

「我想也是啊！」老媽媽幽怨的說：「我的個性他們該了解的，怎麼都不讓我把話交代清楚啊？我真急，時間怕不多了吧？」

老媽媽雖然年事已高，卻不是如兒女想像般不知不覺的遲鈍：「從發現得到癌症以來，心裡知道的事也不見得比他們少，何必總想遮遮掩掩的瞞我呢？小時候，我奶奶一樣年過七十，就打點後事所需的東西，到了年底若沒用上，就施捨給有需要的貧苦人家，人有生就有死，有什麼好捨不得的？妳可以直接拿那張單子給我簽嗎？」

護理長一時間傻眼了，夾在他們母子間，還真是兩難：「您要不先讓我跟您兒女溝通看看？」

自古以來，國人越是至親，越難開口坦誠的討論生死之事。兒女怕背不孝之名，而有些老人家則怕犯忌諱。這個CASE，在我們護理長的幫忙下，DNR是老媽媽親自簽，她的兒女成了見證人，一個如各自所願的圓滿。

在重視孝道的台灣，參與醫療決策的那一位家屬，通常

背負著莫大的壓力，「不施行心肺復甦術同意書」的簽字，對其他家族成員所代表的，可能是會被誤會成要放棄治療，即意味著「不孝」，或是對另一半的「不忠」，爲了避免遭受親戚的指責，家屬間寧可以拖待變，也不敢輕易做決定。

事實上，當病人或家屬簽署了 DNR 之後，病人的舒服與尊嚴，就是最主要的優先考量，醫護人員會盡全力減輕病人的痛苦，並提供有尊嚴、慈悲以及適切的照護。主治醫師當然一樣有義務，針對病情變化，主動重新評估照護的適切性，並且隨時會與病人及家屬做討論。

簽署了 DNR，接受安寧緩和照護，眞的是並不等同「放棄病人」這些字眼！對醫療團隊和病人來說，只有「拼」！有機會，「拼」救命；沒機會，「拼」尊嚴，幫助病人沒有痛苦的善終安詳離世！

簽了 DNR 是善終的起點，不是代表一定得死。一樣有很多慢性病患事先簽署了 DNR，雖然因感染引爆併發症，瀕臨死亡，但只要能搶救得回來，醫療團隊還是一樣會盡全力搶救。

簽了 DNR 之後，不是代表什麼事都不用做，不過是建立「臨終前的照護計劃」共識而已，是我們對家屬問心無愧的

承諾，陪伴一起走過死亡的幽谷！

堅叔的 CARE

　　病情告知是醫病溝通的一部分，但在醫護人員養成教育中，並不重視醫病溝通理論與技巧，而死亡的教育也有限，所以當醫師面臨生命末期病人，往往不知如何有效的與病人或家屬溝通。

　　在台灣，大部分的醫療人員覺得，應該由家屬決定，是否告知病人病情。可是家屬在擔心病人得知病情後，無法承受事實，往往又要求醫師配合向病人隱瞞實情，使得病人參與治療決策過程的機會，大大的不由自主。

　　我常交代醫護人員，務必要清楚說明照顧計劃的適切性，確實是對病人有幫助的，千萬不要跟家屬模稜兩可的說：「不知道，有可能、或許是……」要讓家屬放心，我們會盡心盡力照顧病人的，而不是無謂的在延長病人死亡的痛苦。

12 歲女孩說

　　某個星期六大夜，我們正在開刀房進行急診手術，突然接到一個癌症病房緊急照會，只好請總醫師去看看怎麼回事。

　　總醫師回報：「是一個癌末期已經多重轉移，在接受臨床試驗化療的病人，突然不明原因的顱內出血。」

　　一個癌末在接受化療的病人，不僅血小板數目已經很低了，凝血功能也不好，我們的建議是採取保守治療，否則硬要動手術，會因為凝血功能很差，而血流不止，死在開刀房裡。再加上他昏迷指數已經很低了，就算僥倖過了開刀那一關，出來也是植物人或重殘。

　　病人的姐姐聽完解說，搖著頭嘆氣：「那就不要開了吧！」

　　這一家人，先生重病，還有一個國二的兒子和小五的女

兒，太太得工作賺錢養家，所以病人的姐姐就一直陪著。既然他姐姐做了決定，就採取保守治療不開刀了。

可是第二天星期日早上，病人的主治醫師巡房，跟病人太太講：「妳先生對化療反應很不錯，妳應該要開刀拼一拼看啊，不要這麼輕易就放棄嘛！」被醫師這麼一說，這太太當場崩潰，認為她被唬弄了，便要求要動手術，馬上非開不可。

徹夜才動完一床大手術的團隊累趴了，我只好自己再跑一趟去看這個照會，到了病房，護理長湊上來說：「早上主治醫師來說一說，家屬就在『番』了。」我仔細的看過病人狀況和相關報告後，和前一天外科醫師回報的沒有誤差。

病人姐姐去接小孩過來醫院，病房裡剩下病人太太，態度明顯的不友善，眼神充滿質疑、防備和忿怒。我坐了下來，準備跟她說個清楚：「這樣好了，我們把值班總醫師一起找來，當場說一說。」

「這個病人對化療反應是不錯的，值得積極拼一拼。」值班總醫師轉達主治醫師的想法。

「一定要開的話，第一個要擔心的是凝血功能，正常開腦血小板至少要十萬以上，妳先生卻只剩下幾千，只要腦袋

瓜一打開，就會血流不止，就算事先輸血做好準備，死在手術台上的機率還是很高的。明白一點講，如果送進開刀房前，就是最後一面了，這樣妳能接受嗎？」

「不能，我當然不能接受！」這太太開始歇斯底里：「不是你們醫生自己說不要輕易放棄的嗎？要拼一拼看的嗎？怎麼可以這樣，難道別無其他的可能了嗎？」

「如果僥倖過了手術這一關，以病人現在的情況開刀出來，最大的可能是植物人。」我轉頭問值班總醫師：「那你們還會不會繼續要他做化療？」

總醫師愣在那邊，答不出話。

「我實話實說，你要不要去問一下你們主治醫師的意見？」我心裡好無奈。

這太太哭了出來：「我不要這樣！」她盯著總醫師問：「你們給我一個要拼拼看的希望，卻是比現在更悲慘，你們叫我怎麼能接受？」

「妳看血塊的位置，看出血的量。」我指著電腦斷層片子說：「就算運氣非常非常好，醒了，也是重殘，以我們的經驗，手術再成功，他也不可能恢復原狀了。」

「重殘是什麼意思？」這太太打著哆嗦追問。

「就是人是有知覺的醒來，但所有生活的一切，都需要人料理，他，沒有自理能力了。」

這太太緊抿著雙唇，看著床上的丈夫，眼淚掉個不停，好一會，她幽幽的說：「如果我先生沒昏迷，聽你這麼說，他當場就跳樓了。這個病的治療有多痛苦，他整個人形銷骨立，沒生病前，他是個多氣宇軒昂的人，自尊心又強，如果他知道自己這一生要以植物人收場，他寧可自盡也不要當植物人。」

這太太用力吸口氣問：「如果，他不開刀，還能有多少時間？」

我評估：「快則這幾天，慢的話，還能再拖個幾星期吧！」

總醫師一旁搶著說：「妳放心好了，我剛剛已經電話問過主治醫師了，就算妳先生變成植物人，我們還是會幫他繼續化療的。」

「你告訴我，那還有什麼意義？」這太太滿臉淚痕的苦笑著：「老實說，進來醫院兩個多月，這兩天，是他最舒服的日子，昏迷了，不再感覺疼痛折磨了。」她的眼神有無限心疼與愛憐。

「結論是妳又不要開了？」總醫師再次確認，這太太毅

然決然點點頭，總醫師悻悻的掉頭就走。

　　看著這太太很無奈的一直掉眼淚，我忍不住問她：「有想到簽 DNR 這回事嗎？」她困惑的看著我搖搖頭。

　　「不是還有位大姑嗎？她會來嗎？」我想當面跟家屬說一說關於 DNR，為什麼建議她們要簽。

　　「他們應該馬上就到了。」她看著手錶說。

　　「有些事，不要看小孩子小，還是要讓他們知道。生離死別的傷痛，如果不妥善處理，將會造成小孩心裡一輩子的陰影。」而這太太只是不斷抹著淚，深深的嘆息著。

　　大姑和兩個小孩來了，我當著大家的面，把病人的情況和簽 DNR 的事解釋一次。那大姑無可奈何的看著病人太太說：「知道我弟弟是這樣的病，我早就勸她要保守治療，是她放不下，總想拼拼看，割捨不下啊！」

　　我很認真的問那國二的兒子：「哥哥你聽得懂伯伯跟你解釋的話嗎？」他點點頭。

　　「那妹妹呢？妳聽得懂嗎？」

　　沒想到妹妹起身，拉起媽媽的手說：「爸爸一直好難受，爸爸努力過了，醫院大家也都盡力了！媽媽，我們聽這個醫生伯伯的話，不要再讓爸爸受苦了。好嗎？」十二歲的小女

孩,成熟得令人心疼,她爸爸住院兩個多月,除了上課、回家睡覺,他們幾乎以院為家了,她爸爸所受的折磨,小女孩都看在眼裡,記在心上了。

我過來的時候,大概是上午十點半吧,要離開病房的時候,已經是下午快兩點左右了,臨走這太太叫住我:「黃醫師,你是我們來醫院兩個多月,第一個和我們談三個小時的醫師,跟我們把整個病情分析得這麼清楚,講到讓我們都聽得懂,黃醫師,謝謝你幫了我們。」

事後,原醫療團隊對我的處理方式,尤其是和家屬談DNR,沒先知會他們,表示沒受到尊重。可是面對生命末期,DNR 本來就是病患及家屬基本「知」的權利,你們都照會我了,我還能騙家屬嗎?

傳統的想法,醫生就該拼到底,其他的,就沒醫生的事了,何必過問那麼多呢?反正這病人遲早很快要走了,為什麼不讓他們拼拼看?至於是走在癌症病房?或走在開刀房?還會有所差別嗎?

堅叔的 CARE

這是一個讓我非常難過的 CASE，關鍵在於，在前輩們推動安寧療護這麼久之後，臨床醫師們還是只在治療「病」，而不是照顧一個「病人」！這樣醫療的盲點，真的讓我非常難過。

1960 年代之後的高科技，給了人很多不切實際的希望，把很多人的眼睛都遮矇掉了，1960 年之前，病人不行了，社區醫生只要說沒希望了，家屬會認命的讓病人自然壽終，而不是像現在，用高科技拖住病人，救，一樣是救不回來，死亡過程卻備受折磨。

臺大醫院自 2004 年 7 月起，外科加護病房的白皮書中，就明確將生命末期照護列入年度工作重點目標之一。這些年來，知道簽 DNR 來保障病人善終權的病人或家屬，明顯的增加，這對披荊斬棘一路辛苦走過來的我們來說，算是稍有堪慰的成果吧！

DNR 不是非死不可

　　因爲嚴重下消化道潰瘍住院的九十四歲老阿伯，一病如山倒，大量輸血之外，併發症不斷，感染也隨之而來，然後開始多重器官衰竭。家屬看情形不對，主動要求簽 DNR。

　　因爲凝血病變，輸血怎麼進就怎麼出，家屬於心不忍這麼高齡的老人家一再受折騰，向我們提出要求：「遷出加護病房，什麼結果不確定的治療、侵入性治療都不要了。」

　　沒想到一停掉三四種不同的抗生素、一停止輸血，老先生反而血壓不掉了，也不會大出血，自己的心肺功能慢慢恢復好轉。原來，所有的治療，對老先生的身體來說，都是過度沉重的負擔！

　　兩三天後吧，我才剛給學生上完課，就被急 call 趕回醫院。

　　原來家屬在追問：「停止治療，本想讓老人家順其自然，

怎麼反而穩定下來，之前是有什麼判斷錯誤嗎？」住院醫師很不知道該怎麼回答。

「穩定下來是好事啊！」我安慰家屬。

目標導向 targeted-guide 的安寧照護，是安寧照護中很重要的一點，也就是不斷的評估最新病情、設立務實可行的照護目標，隨時做最有利於病人的修正。

醫師做久了，自己慢慢就知道，醫生真的不是可以操控生死的神，所以醫生為什麼一天要查兩次病房，就是要評估病情進退如何？是否需要重新修正治療計劃？

從 X 光片看來，老先生肺部感染恢復得越來越好，可是大腸潰瘍的部分，因為高齡風險，沒辦法像一般病人，動手術切掉那一大截，另外，就是因為缺氧引起的腦部受創，導致病人昏迷，這些都是左右病情的大問題。

「現在這樣不上不下的，接下來要怎麼處理才好？」老先生的兒子頭很大：「我爸都九十四歲了，禁不起這樣時好時壞的折騰，我們之所以簽不急救同意書，就是不希望老人家多受罪呀。」

因為病人始終是在昏迷中，他四個兒子討論後，決定還是要搏一下，冒險切掉那段麻煩很多的惹禍大腸。

　　我只好先分析清楚，讓他們心裡有個譜：「以令尊已經九十四歲高齡，現在這個狀況來開剖腹手術，有三種可能，第一最糟，死在開刀房；第二，變成植物人；第三，重殘，有可能開完之後，需要坐輪椅。這些可能性，你們都能接受嗎？」

　　四個兒子都無異議，老大說：「解除掉大腸潰瘍那個禍首，不管老爸爸變植物人也好，坐輪椅也好，我們都帶他回家，總比一直不上不下待在醫院要好。」雖然他們早就簽過DNR，家屬認為一搏的決策是值得試的，我們還是尊重家屬的心意，安排老阿伯動手術。

　　結果，老阿伯運氣真的不錯，剖腹手術後，他雖然需要坐輪椅，但人還算是可溝通的清醒，他的兒孫還可以推他出去曬曬太陽，陪他說說話。只需在切掉那一大截腸子後，多注意營養的補充，大致上就沒有什麼問題了。

　　在簽了DNR之後，醫療團隊並沒有因此就放棄掉病人不救的！只要團隊和家屬一起評估風險是可接受的，醫療團隊一樣是很珍惜每一個可以讓病人生活品質變好的機會。

堅叔的 CARE

　　我們不要把安寧照護這一塊，看得太狹隘，整個安寧照護的過程，在於怎樣做出完美的決策，設定對病人最舒適和最好的治療，提供務實可行的照護目標。

　　這位兩年前就已經九十四歲的老阿公，現今不但還活著，在兒孫悉心的照顧下，已經可以不用坐輪椅，回診的時候，都能自己走呢！只要照顧得好，老阿公，也是有可能當上百歲人瑞的。

　　所以，即使簽了 DNR，只要還有機會能讓病人更好，醫療團隊一定不會放棄，一定會盡心盡力去救的。

　　DNR 換個角度說，應該是以防萬一，「善終權」的保證書吧！

迷思

有天半夜兩點多，我總算忙完，僅存的力氣，只夠爬上床睡覺，連躺都還沒躺平，醫院總醫師來電急 call：「黃醫師，三床病人家屬一直盧，非要你來趟醫院不可。」

「是病人怎樣了嗎？」

「是不太好，反正就是病危臨終。」

「家屬 DNR 晚上不是簽好了嗎？不是都跟家屬說清楚了嗎？」我睏到眼皮都很難再強迫睜開。

「沒錯呀，可就是盧個沒完，還是一直吵著要見黃醫師。」

半睡半醒中，只好搭車趕往醫院，到了醫院大門口，還是計程車司機叫我「起床」。

見到家屬，他倒是一臉誠惶誠恐：「黃醫師，我爸爸真的沒機會了嗎？」

「因為腦死很確定了，強心劑之類的急救用藥，都沒辦

法再發生作用了。」我看著病歷說。

「說實在的，我晚上簽了那張放棄急救同意書，心裡很不踏實，我很擔心，我爸現在病危了，是不是因爲我簽了那張同意書，不再搶救害的？」

我狠狠壓抑著瞌睡蟲，耐著性子，再把他爸爸的情況從頭解釋一次，措詞用字盡量讓他能聽得懂。

「不好意思啦黃醫師！」他不安的搓著雙手：「三更半夜把你挖來醫院，就是要聽你再清楚明白的確認一次，我簽那張同意書，眞的是對我爸好，沒有去害到他。」

對 DNR 的了解，不要說病人或家屬一時間弄不懂，有時連醫師自己，都有搞不清楚狀況、很困惑的時候。

有位高齡老阿嬤，半年來時好時壞頻繁進出加護病房，有天深夜，她小兒子突然到護理站找值班醫師：「我要簽放棄急救的同意書。」值班醫師也沒多說多問，就拿給她小兒子填。填完了，值班醫師看一眼該簽名的地方都簽了，就隨口說：「這樣就可以了。」

沒想到第二天一早，大兒子的女兒一聽看護說，氣急敗壞的跑來護理站抗議：「昨天夜裡我屘叔仔簽的放棄急救同意書，我們不答應，不算數！」住院醫師順手抽出來拿還給

她：「那等你們商量好了再說。」

結果，當晚老阿嬤垂危，在醫療團隊拼了命的急救時，老阿嬤小兒子衝進來大喊：「你們在做什麼？我們簽過放棄急救的同意書了耶！」醫護人員一臉無辜，沒人看見呀，一追查下來，才知道被他姪女擅自拿回去，卻沒跟任何家人說。

我們白天的那位住院醫師，對 DNR 簽署法規不清楚，老阿嬤小兒子的親等比起孫女要更近一層，他應該多說一句：「你們達成共識後，再請簽署的這位先生自己來撤回。」這件事的善後，打恭作揖賠不是之外，也給住院醫師們好好上了堂隨機教育課。

一個南部的學弟專程北上跑來找我：「我舅舅從我考上醫師執照後，就跟我很正經的交代，他飽受肝病之苦，萬一日後要走了，昏迷不省人事，鼻胃管什麼都不要插，不要急救。DNR 他是早就簽好在等了，結果他前天陷入肝昏迷，根據檢查報告來看，是不會醒了，現在除了點滴，就是觀察了。」

「接下來我該怎麼處理才妥當？」學弟很苦惱：「舅舅長年久病，連要打個全靜脈營養針，都很難找到地方可以打了，我舅媽很不忍心，想說如果已經回天乏術了，能放手就放了，讓舅舅好走，與其讓點滴拖著，不如停掉，可以這樣

嗎？」

　　「可是如果待在醫院裡，卻什麼都不做，會有人講話吧？要不慢慢停，把一天三瓶改成兩瓶、改成一瓶！看看狀況怎麼樣，如果衰竭了，就讓他順其自然的去；如果撐住了，就要重新評估。」有時候，不明就裡的走廊傳言，聽在家屬耳裡，是很傷人的。

　　這也是安寧療法的一個緩衝空間，針對病人不同的狀況，去尋求一個讓病人最不受痛苦的方法來幫助他。常常會碰到有護理人員分享，過去自己簽署了家人的 DNR，都不免會躊躇不安，連專業人員都如此，更何況一般病人家屬。

　　現存的 DNR 制度，還是有盲點存在，比方對長期照護機構的安養院老人，有些已經沒有親人，臨終昏迷狀況下送醫院急診，連簽 DNR 的善終機會都沒有。而有些簽了 DNR 的老人到院後，醫護人員會反問：「DNR 都簽了，送來幹嘛？等死亡證明嗎？」因為，萬一這樣的老人死在安養院或送醫半路上，還得勞駕檢察官相驗的。

堅叔的 CARE

簽 DNR 之後，家屬是不是能真的面對，或放下猶豫與依戀不捨，甚至是夾雜不安的情緒，這些都有賴醫療團隊的幫助。

在法律上，DNR 算公文書，不是隨便一個親人跑來說不算數就能作罷的。有經驗的醫師，應該協助家屬達成共識，而不是隨手就讓親屬拿回，萬一事後有法律糾紛，醫師自己也要負責任的。

收屍

　　八十多歲的老先生病危，獨生女已五十多歲了，在美國當護士。當她被安養院通知回台灣，趕到醫院，就立即要求簽 DNR。

　　一兩天觀察後，她跟加護病房的主治醫師說：「什麼治療都不要，都停掉吧！」

　　主治醫師非常猶豫：「真的什麼治療都不要？」

　　「在美國，是可以這樣做的，我自己是護理人員我清楚，不要再折磨老人家了。在台灣，因法律的緣故，呼吸器不能撤除，我可以接受。那氧氣百分比不要再上調，強心劑也不要再加量，鼻胃管餵食停掉，各種抗生素、大量點滴也不要了，總可以吧。」

　　「簽了 DNR，不是這樣全盤棄守的呀！」主治醫師很反彈。

　　「我知道,你看我父親的年紀,看他現在的情形,拖也拖不過一個禮拜,我家在台灣,已經沒有任何親人了,我這次回來,只有十幾天的假,如果——」這女兒掩面哭了出來:「我不能在這段時間,把父親的後事處理好,照著目前的方法延長死亡過程,日後要叫誰幫他收屍?」

　　主治醫師看著病人無言以對,老先生只要一脫離這些機器,真的也是馬上就走人了。

　　「這些是不是多餘的,其實你們心裡也很清楚。何苦這樣拖著老人家受罪呢?如果我沒時間壓力,我可以等,可是我真的也沒辦法,我有我的苦衷。」

　　沒想到當一切治療停下來了,病人都穩住病情,當然沒變好,卻也沒再糟下去。這下子加護病房醫護都傻眼了,對死亡過程的反反覆覆這一塊,說實在的,未必是現在醫學也能掌握得一清二楚的,它還是有一些不可預知的盲點在。

　　在死亡急救的時候,醫師會拼命的動用各種醫療器材輔助,大量藥劑去挽救,但是比如說:病人在那麼脆弱的狀況下,是沒有免疫系統的,抗生素就算打進去,也只是多增加病人的負擔罷了。

　　加護病房流言四起:「那個不孝女,仗著自己是美國護

士，要整死病危的老爸爸。」於是有人去投訴：加護病房縱容「不人道」的行為存在。

爲了不讓安寧療護被污名化，我們提出了澄清：要不要餵食？要不要使用抗生素？在法律上沒有強硬的規定。但在學理上，是這樣定義：爲了病人的舒適跟尊嚴，在生命末期所有造成負擔的治療，是都可以撤除的。

死亡過程，一般醫師未必淸楚；加護病房的醫師，除非資深經驗足夠，否則也是在摸索學習。比如病人血壓剩下五六十，還堅持給他灌食，沒意義啊，因爲腸子不會動啊！一定要這麼做，只會增加病人的不舒服。可是護理人員會誤解，怎麼可以因爲簽了 DNR，就形同放棄，連餵食都不要了？

在美國，現今檢討聲浪四起，一個加護病房的醫生，不能只懂「拼救命」這一套，必須同時具備當碰上醫療極限時，「如何善終」的那一套。然而，碰上醫療極限時用的那一套，就傳統的醫學價值來說，又似乎是不存在的，所以大家才難以接受，推廣起來，才會倍感艱辛。

堅叔的 CARE

　　會發生投訴這種事，無關正義感與否，而是醫師沒有把完整的訊息轉達清楚，一個加護病房區才多大？

　　DNR 要簽，病人家屬懂了就不難，難的是後續醫療團隊的應變之道。DNR 相關的在職訓練，不但護理人員需要，醫師也一樣，不僅是對內醫囑的溝通，甚至包含了相關基本的法律問題。

　　臺大醫院調查發現，外科加護病房三百多名患者，70%雖都自行或由家屬簽署了放棄急救同意書，但過度醫療情形仍普遍存在，顯示部分醫師仍「不習慣」在該放手的時候放手。

　　及早簽署 DNR，不僅患者減少臨終前受苦，也可避免許多不必要的醫療，節省大筆費用。根據美國研究報告指出，若能及早簽署DNR，瀕死病人不使用呼吸器等維生設備，加護病房內的每床每天可減少一萬美金，約三十多萬台幣的社會醫療資源浪費。

第三章

安

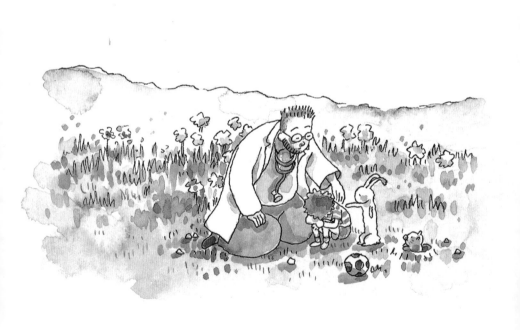

面對病患將至的死亡或者是訴訟的壓力，

醫療團隊害怕失敗與醫療糾紛，

對臨終病人會一樣盡力的搶救。

「永不放棄！」

是最好的藉口，

至於病人痛不痛苦，

都已經不需要被在意了嗎？

反正該做的都做了，

真就無愧於心了嗎？

這種沒有「極限」的醫療行為，

對病人也好，

家屬也好，

難道不會，

造成另一種無法平復的傷害嗎？

女兒跪

一個肝硬化末期的爸爸，全身蠟黃、肚子脹得大大的、插著鼻胃管，由三個女兒連扶帶撐著，一路喘進醫院。

醫生一看病人情況不對，馬上進行急救，準備插氣管內管，沒想到病人那位看來像個國中生年紀的二女兒立刻出言阻止，「醫師叔叔，不要幫我爸爸插管，他是末期病人。」

醫生聽了很不高興：「這樣還不要插管？那你們來醫院做什麼？」

像高中生的大女兒哽咽的說：「如果醫生你判斷我爸就要死了，那我們就帶他回家，我們還能幫忙他撐著，好好的陪在他身邊。如果說我爸爸還有一段時間，三四天或一兩個禮拜，那我爸爸喘成這樣，我們姐妹沒有醫學專業知識，我們不知道該怎麼辦才好、醫生你可不可以先打個嗎啡，讓我爸舒服一點就好？」

「妳爸爸現在這樣，不急救，不插管，直接要打嗎啡，萬一一針下去出了人命，那是要算誰的錯？」

喘得說不出話的爸爸眼神絕望，吃力的攔著大女兒手不停搖晃，大女兒再怎麼裝鎮定，也掩飾不了害怕：「我爸說他受夠了折磨，再也不要這樣喘下去，該簽什麼放棄急救的文件，我們都同意都簽。」

簽完 DNR 後，醫生說：「那我幫妳們爸爸找間病房好了。」

電話打到內科問，內科說：「他都已經這樣了，到安寧病房比較適當吧！」

打到加護病房，加護病房說：「滿床吶，一時之間也調不出床位來！」

醫生從病歷上看到外科曾幫這個爸爸開過刀，打電話把狀況說一說，然後問我可不可以收這樣的病人？

「好吧，我收！」

我心裡也不忍那垂危的父親，和三個年紀不大的女兒們，只能窩在急診的走廊上，眼睜睜看著爸爸受苦，卻又束手無策的抹淚乾著急。

病人送上來了，住院醫生一個頭兩個大：「主任，你收

這樣的病人啊？我們真的已經都幫不上什麼忙了，要怎麼照顧啊？現在要寫住院病歷，待會兒就得寫出院病歷了！」

資深的護理長更是直言：「這種病人，不用四小時就走人了。」

「這種事，請大家勉為其難吧，別讓三個姐妹太難過、太無助了。」我硬著頭皮說。

住進一間三人房的床位，其他兩床病人和家屬一看，流露出的神色，讓三個女兒難堪又不安。護士看了也覺得很不妥，又回頭找我想辦法，總算空出一間隔離病房來，讓他們可以單獨相處。

「爸爸剩下的時間不多了，妳們就在這裡好好的陪陪爸爸吧！」我實話實說，雖然為了她們爸爸，我被同事念到臭頭，但也不能就丟下撒手不管。

我們的資深護理長還真神準，三個半鐘頭後，那位爸爸過世了。

住院醫師忍不住搖頭：「看吧，收這種病人，住院病歷才剛寫完，現在又要開始寫出院病歷了……」

往生室推車來了，簡單的遺體整理後就往外推走，三個女兒跟在車後嚶嚶哭泣，經過護理站的時候，姐姐拉著兩個

妹妹跪下去,向護理站裡的醫護人員磕頭:「謝謝醫生叔叔,謝謝護士阿姨,沒把我爸爸丟在急診走廊上等死,沒人管,沒人理,謝謝你們,謝謝。」

護理站裡的醫護人員,被突來的震撼,震到寂靜無聲,剛剛還在碎碎念的醫生悄悄低下了頭,護士眼眶泛紅,護理長忍不住跑出來,抱著三個女孩,輕聲的安慰,眼淚,卻也跟著掉個不停。

堅叔的 CARE

想想看,如果沒有病房收治這個病人,不願收治這個病人,讓這個爸爸真的死在急診的走廊上,你覺得這三個年齡不大的女兒,在往後的人生,因為這個事件,對人情世故,對這個社會的觀感,會產生什麼樣的偏差?甚至怨懟?

這個案例,給了我們大家扎扎實實上了一課:我們雖然救不了爸爸的生命,卻救了他的三個女兒,給了她們人性可貴的溫暖──雪中

送炭。她們就算孤貧一身，也不曾被遺棄、被
不聞不問過！

　　我深深相信，老天爺讓我們穿上這白衣，
賦予我們的責任絕對不是只有治病與救命！

　　換個角度來看，如果我們的基層社區照護
能夠照顧死亡，女兒們也不必千辛萬苦把父親
送到醫院來。看來台灣民眾要能夠壽終正寢，
社區生命末期照護還有得努力！

媽媽最後的保護

　　2001 年，有位來自嘉義嚴重腦傷的病人，病人已經是腦死，在醫學上認爲，一位腦死的病人，就算再先進的醫療技術與器材，也只能幫忙拖延幾天，但兩周內，必然也會因心肺衰竭而走上死亡這條路。

　　病人母親呼天搶地哀求著：「你們看看我這個才二十八歲大的孩子，連婚都來不及結，原本長得多英俊，現在這張臉，卻浮腫變形到慘不忍睹，求求你們誰能幫幫我？讓孩子走的時候，有個人模人樣？別讓他一個人措手不及，孤零零的在黃泉路上，連自己都認不得自己！」

　　醫護人員你看我、我看你，大家都面有難色，爲了安撫這位崩潰的母親，我跟主治醫師商量成全的變通方法，主治醫師卻狐疑的問：「人都要死了，還有差嗎？」

　　「對我們來說，並不難。」我嘗試說動他：「不會花很

多工夫的，我們可以冰敷消腫，一般人一次冰敷不能超過十五分鐘。而這個大男孩，已經腦死沒有知覺了，所以不妨延長時間冰敷來快速消腫，但這中間還是要隨時注意皮膚的凍傷問題，中間要穿插休息的時間。另外再多打一些利尿劑，必要時請家屬自費打一些白蛋白來增加利尿劑的效果。」隔天緊接著我便出國開會了。

半年過去了，有一天我在看門診，門診結束後，有一男一女兩位年輕人，一直在診間外徘徊張望，模樣又不像求診的病人，護士跟我都覺得很奇怪，再次確定今天的門診全都看完了呀，於是我招呼他們進診間來問：「你們找我有事嗎？」

沒想到當著護士的面，兩個人啪的一聲跪下來。我嚇一大跳，心想：難道是碰上什麼醫療糾紛，要來相求幫忙嗎？

「黃醫師，您還記得來自嘉義的那個腦死病人嗎？我們專程從嘉義上來，謝謝您，救了我們媽媽！」不對呀，嘉義那個腦死病人，明明是個大男孩啊？

「主治醫師照著您的方法去做，我哥走的時候，竟然像我媽媽所不敢再期待的，有了張人模人樣的臉！要不是這樣，我媽這半年來，一定活不下去。謝謝您讓我媽媽在這麼

巨大的喪子之痛中，得到安慰，她心愛的孩子，沒有走得面目全非。終究我媽媽還是盡力幫了她孩子，保護住了她最後能保護的！」

　　在病人死亡的背後，隱寓著給活著的家屬什麼樣的重大意義？之前，我不知道，也沒想到那麼多，身為醫師的我，在面對臨終病人時，很難去思考到的層面：病人救不起來死了，醫生對這個病人的治療任務便結束了，馬上又有新的病人遞補進來，忙也忙不完，而這個往生病人的家屬呢？怎麼辦？能走得出刻骨銘心的失親之痛嗎？以前都沒想過這些問題！

　　那天下午，我不禁反覆沉思自問：以一個重症醫生來說，我對病人與家屬，在生死之間的迎來送往，真的做夠了嗎？醫病關係之所以都搞不太好，或許，儘管醫師努力做了許多，但對病人和家屬解釋得很少，特別是面對往生這件事時，傾聽他們的需求，更少！

　　幫助病人善終，本來就是醫師的責任之一！只是，包括醫師自己，對「醫生」醫「生」不能「醫死」的迷思，都有很大的心理障礙要克服吧？當時代不一樣了，當死亡不再被忌諱了，那麼長年累月在和死神過招的醫師，是不是更該用

不同的角度，去看待死亡這件事呢？

堅叔的 CARE

　　行醫，不斷在搶救生命，這一路上真是感到驕傲，但是當時間越來越久，實在越來越懷疑，醫學的本質真的是只有搶救生命嗎？

　　先進的醫療高科技，是會讓死亡過程變長的，但很多病人你還是救不起來。那救不起來的時候，要怎麼辦？家屬呢？走不出悲傷，回不了日常生活，那不只是個人問題，也是會造成社會問題的。

　　因此，如何讓病人走得有尊嚴、沒有痛苦，如此家屬才能走出喪親之痛，心安的活下來！

　　就如同我的好友陳秀丹醫師說的：「死亡，另一種存在的方式，是指精神與愛的永遠存在人世間吧？以更深層的意義來說，應該是為了讓活著的人活得更好。」

我回來了

　　常有朋友看我這樣周旋照顧病人和家屬的生死大事，會好奇的問我：「你的原動力來自哪裡？」

　　其實做安寧療護，是非常辛苦和吃力不討好的，有時和病人家屬開家庭會議（family meeting），說明溝通外，國人凡碰上婚喪喜慶，無不人多口雜意見多，聆聽與協調，有時也會讓我有很無奈的感覺。

　　有人會問：「你花這麼多時間開這些家庭會議，健保有給付嗎？」

　　當然沒有，誰會給啊？

　　我心想：如果健保局能夠高瞻遠矚，給付溝通費用，鼓勵醫師花時間與病患家屬開會，我相信會減少許多「無效醫療」的資源浪費，根本不需要二代健保！

　　我常被同事笑不務正業，只會開會和簽 DNR，管那麼多

幹嘛？但是病人往生後，家屬寫封信給你，文情並茂的感謝，這樣的一封信，好比給予明滅間疲憊不堪的熱情添柴加薪，就足以再燃燒起接續的能量，安慰和支撐我不計代價的付出。

「一封信撐半年！」我常開玩笑的說。

一位剛從國外回來的青年才俊，前程似錦。他父親是我照顧的病人，在加護病房安詳往生。這位年輕人在父親過世後，寫了封信向我道謝：原來台灣也有這樣高水準的重症安寧照護，陪他們走過最無助的路程，讓他爸爸走得安詳有尊嚴。

「我能體會你要花很多時間，做溝通說明；不過我希望你能為病人，堅持下去！」信中他鼓勵著我；可是他自己，卻走不出喪父之痛。

他無法接受從小被奉為天般不垮，無話不談、無所不能，幫他、照顧他、呵護他的父親，會讓他在措手不及之下，拋離而去。人生對這年輕人不再有任何意義，他不知道今後誰能像父親這般，與他分享人生的喜怒哀樂？

直到有一天，他夢到父親，慈祥一如在生之時：「怎麼可以頹廢成這樣子呢？你回來台灣，不是要鴻圖大展的嗎？

不是說不會辜負老爸我的栽培與期望嗎？」父親摟著他和藹的說：「我累了，想好好的歇一歇，你不是看見我很舒服的睡著了嗎？」父親戲謔的眨眨眼：「別讓我睡得不安穩啊！」

儘管是夢，但能再見父親，能再賴在父親懷裡，肆無忌憚的好好痛哭一場，夫復何求呢？醒來後，年輕人心思一片澄明：是啊，爸爸不是很舒服的睡著了嗎？我怎麼可以這樣，忍心讓老人家連睡都睡得不安穩啊？

年輕人迫不及待的一大清早打電話給我：「黃醫師，我夢到我爸了！」

我順著他的話問：「你爸還好嗎？」

他聲音雀躍又興奮：「嗯，他說睡得很好很舒服，叫我別讓他睡不安穩，嘿嘿嘿！」年輕人不好意思的笑著：「黃醫師，我要振作起來，我跟你說：我爸那個引以為傲的兒子，我，回來了！」。

堅叔的 CARE

　　回想這個 CASE，腦幹出血，病患進入加護病房後，經過不斷的溝通，了解家屬的想法與

需求，最後達成共識：時間不是重點，以舒適尊嚴為目標。沒有多餘的「治療」，只有全「心」的照顧。

　　這通電話，讓我悲喜交加，高興的是這個年輕人「回來了」！難過的是，還有多少往生病人的家屬，躲在暗處憂傷哭泣，走不出喪親之痛，一想到親人走時的慘不忍睹，往生得含冤帶恨，十年、二十年、三十年的午夜夢迴，是一輩良心的掙扎與悔不當初啊！

念佛機

　　一位簽了 DNR、轉出加護病房的老太太，她年過半百的獨生女寸步不離的陪著。每天和昏迷中的老媽媽說早安、道晚安，幫老媽媽擦臉梳頭、清潔身體，讀書讀報給老媽媽聽，完全不把老母親當作深度昏迷的病人。

　　「人的聽覺，不是只要有口氣在，都聽得到嗎？我每天常跟媽媽說說話，她一定聽得見，一定會心裡覺得踏實不害怕！」相依為命的女兒，為了多病的老媽媽，蹉跎掉自己的青春至今，除了一兩個同事外，幾乎不見有親朋走動探望。

　　那天下午的一台刀，手術時間比預計要長，從開刀房出來，去巡病房的時候，看到老太太的大限快來了，我告訴她女兒，讓她心裡有譜。才出病房不久，這女兒很緊張的追出來：「黃醫師怎麼辦？怎麼辦？」我嚇了一大跳，心想就算病況急轉直下，也不應該會這麼快的呀！

「我媽媽之前曾交代過,她一定要在頌經的佛號聲中往生,我竟然忙糊塗給忘了。」以她的孝順與心細,怎麼可能忘記?應該說在她潛意識裡,不想,或者是害怕,誦經佛號聲和死亡的等號連結吧?

「妳趕快下去商店街看看,他們是有在賣念佛機的。」那女兒一聽忙轉身,邊說謝謝邊奔回房,拿了錢包就匆匆跑下去。

晚上十一點多,我正要離開醫院,樓梯間傳來低沉、斷斷續續、非常壓抑的嗚咽哭泣聲,我尋聲找過去,發現這女兒縮坐在轉角樓梯上,埋頭哭得肝腸寸斷。

「是妳媽媽怎麼了嗎?妳可以到護理站找護士小姐幫忙啊!還是我現在跟妳到病房去看看?」

「商店、商店都關門了。」可憐她哭到上氣不接下氣:「醫院附近我都跑遍了,我買不到、買不到念佛機!」

怎麼辦呢?都快半夜十二點了,要去哪找台念佛機給她應急?我叫她跟我回護理站想辦法,想問值班護士知不知道,有沒有哪間病房有念佛機?可不可先借用一下?

「哎呀,早該來問的嘛!」護士小姐從櫃子裡拿出一台七八成新的念佛機:「上星期不是有個中風伯伯往生了嗎?

他太太不要睹物傷情，臨走把念佛機給捐了出來，這下子還真派上用場了。」

那女兒接過念佛機，不斷不斷的向我們深深的鞠躬：「如果沒有這台念佛機，我連死了都沒臉去見我媽媽，我會一輩子後悔自責，良心不安的……」

念佛機，一台沒有多少錢，可是在關鍵時刻，對家屬來說，是可以「解危」的，三不五時，我會留心這台念佛機的下落，要是幾天不在了，會盯護士小姐，別把東西弄丟了。要不，護理站多準備多一台放著，以備不時之需。

事後，聽到雜音很多，包括以醫師的身分，管得太多了吧，病人死了，家屬也跟著離開醫院了，是好是壞，想那麼多幹嘛？關心這些有的沒的，還不如多開幾台刀，來得實際些。這種臨終關懷，也太濫情了吧？

說我沒有挫折感，是騙人的！

堅叔的 CARE

人們常希望：「死而無憾！」

讓親人抱憾而終，對活著的家屬來說，一

輩子背負的折磨,非局外人能體會箇中的百般壓力。

身為一個醫生,沒辦法救活求醫問診的每一個病人;如果病人真的大限已到,那麼就對家屬好一些,幫幫他們,能早點走出喪親之痛吧!

最後的粉紅身影

　　某醫學院的一個女孩子，興高采烈的給男朋友載著出遊，路上男孩為了閃躲兩條猛然竄出來追逐的野狗，不小心撞到電線桿。

　　男孩閃的時候知道警覺，下意識本能的有所防備，後面的女孩卻撞飛了出去，連戴在頭上的全罩式安全帽，都給砸得支離破碎，等送進醫院，已經瞳孔放大，昏迷指數降到最低，呈腦死狀態了。

　　女孩的媽媽是護理人員，到院後一看情形，馬上就知道和女兒今生的緣分將盡，痛到搥胸頓足的哭喊著：「是多大的撞擊力道，讓我的心肝寶貝連顏面也全都骨折了？她從小就是個人見人誇的才貌雙全女孩，她才二十歲，她的人生才剛開始，讓她這樣走，叫她怎麼能忍受？怎麼能甘願？叫我活著情何以堪？」

「雖然已經沒得救了，能不能請你們盡量幫幫忙，幫她回復一個大概的完整，可以嗎？」女孩的父親雙眼紅腫，低聲下氣不斷的一再哀求。

「請放心吧，我們會盡量、盡量做的。」當下，我不知道除了允諾之外，還能再怎樣給這對傷心欲絕的父母，一丁點的安慰。

「怎麼可能修補得回來嘛！全身多處骨折變形，連臉都腫到不像臉了。」總醫師私下心有餘力不足的傷著腦筋。

進加護病房後的第四天，女孩模樣慢慢的被整理出來，媽媽進來會面時，一看血壓剩下七八十，就知道女兒即將遠行了，哽咽的從提袋中拿出一件剪裁貼身、樣式漂亮的粉紅色洋裝說：「黃醫師，請幫幫忙，讓我女兒往生的時候，能穿她最心愛的這件洋裝走。」

媽媽離開加護病房後，護理人員遲疑了：「黃醫師，怎麼可能穿得進去嘛！」

因為在加護病房裡，病人要往生前常都是腫腫的，為了維持心臟的跳動，輸液與藥物針劑注射是不斷的，必要時，輸血也不可免。但病人卻因為腎臟的功能持續衰竭，水分是進來了，卻沒有辦法排出去，直到最後，病人只會越來越腫。

「注意控制輸液的進出，改打膠狀液、利尿劑！」我交代護士。

在現有的針劑裡，膠狀輸液可以取代一般的點滴，比方加入白蛋白等，但是這些健保是不給付的，以白蛋白來說，一瓶約兩千多塊，通常病人需要連續打個兩三天，才會明顯改善腫脹，這筆動輒萬把塊錢的費用並不便宜。

兩天後下午六點多，女孩往生了，醫療團隊盡可能的把她的「型」顧得很好，護士幫忙換上了這件粉紅色的洋裝，並且幫女孩上了淡淡的氣色妝。

媽媽到了，見了女孩面，牽起她的手，溫柔的說：「美眉，醫生和護士他們幫妳整理得很好，妳安心的去當個漂亮的天使吧！」

媽媽輕輕撫摸女兒的臉頰：「美眉啊，媽媽幫妳向醫生和護士他們，好好的磕三個頭說謝謝。」媽媽的動作嚇到了現場的醫護人員，女孩都救不回來往生了，媽媽竟然還要對現場的醫護人員磕頭謝謝？

直到現在，女孩的媽媽偶爾還會和我聯絡，前陣子她還跟我說：「這十年來，每次夢見女兒，她都是一如車禍前那樣漂漂亮亮的對著我笑，我放心多了。謝謝你們，讓我在痛

不欲生的日子裡，還能找到一絲安慰，能慢慢的走出來，重新面對生活。」

讓病人穿她心愛的衣服往生，而不再是寬大、沒型沒款的將就衣著，甚至衣衫捉襟見肘，衣難蔽體，這也是我們顧念家屬喪親悲痛心情的一種體貼。雖然這只是離開醫院時的暫時過渡穿著，但對家屬來說，將是一生難堪的記憶，平添傷心：連往生，都讓逝者走得那麼湊合不體面！

現在，我的病人如果大限到了，醫療團隊會先把後續病人面臨醫療反應的狀況，清楚的和家屬溝通。慢慢證實，原來家屬是很在乎一個安詳的遺容和有尊嚴的儀表。讓病人穿著心愛的衣服往生，不是在浪費醫療人員的時間啊！

堅叔的 CARE

當在醫院生完小嬰兒，要出院回家之前，護士小姐都會提醒媽媽，要幫寶寶準備一套出院要換穿的衣服。

同樣的，當病人已經明確來日不多了，醫生也會告訴家屬，要準備病人往生後，離開醫

院要穿的衣服；這不是一般所指的壽衣，是在淨身入殮前，一個過渡期的穿著。

在加護病房往生的病人，為了維持心跳，需要打各種針劑，二十四小時不斷的點滴輸注，病人的代謝功能已經很差很差了，這到最後，排不出去的輸液，有時會腫脹到五官四肢走樣，短短幾天，都可腫出甚至十公斤體重，變形到連家屬都認不出來。

要是醫護人員疏忽了，忘記交代往生後換穿的衣物，都要盡量帶大些尺碼的，很多沒預期到會有這樣結果的病人家屬，帶著病人平日的衣物來替換時，穿不進去，扣不上來，常讓家屬又急又氣，無助的淚灑當場。

經歷過這個事件後，我和護理同仁都有一個默契：「讓病人能夠穿著心愛的衣服往生，這也算是幫家屬減少一種遺憾吧。」

濟公收徒弟

「我若再不趕緊去做工，阮兜就要打結了。」一對靠漆油漆打零工為生的夫妻，生有六個小孩，剛上小一的老三，在巷弄裡跟一群鄰居小孩爬高爬低的玩，不知怎的，就從一堆廢棄家具上倒栽下來，到院沒幾天，便判定為腦死了。

「醫生，你不是說，囝仔腦死不會活了，可是一個星期了，他都一直這樣躺著，是變植物人了嗎？」小孩的媽媽，是很純樸的婦人，從小環境苦，小學都沒念完。生活重擔，壓得兩夫妻彎腰駝背。原本兩個人打零工生活就很吃緊了，何況現在靠先生獨撐。

「我聽人家講，腦死的人都撐不了幾天，可是我兒子就這樣不好也不壞拖著，到底是有救還沒救？」

我試著用最淺顯的詞句，解釋現代的加護病房，在高科技的人工照護下，像她小孩這樣，是可以被拖上一段長時間

的：「在我看來，人是沒辦法救這個小孩了，妳有去求神佛菩薩，拜拜過嗎？」

「有哇！我娘家附近一家濟公廟，很興旺、很靈聖，自從囝仔出事，我有空就去拜去求。」

「濟公師父有什麼指示嗎？」

「剛摔那一兩天，說可能會有機會救，可是最近去拜去問，就很奇怪了，說沒救了，我連續又去求去拜了好幾家不同的大宮廟，都說沒救了。」媽媽的眼淚一直掉。

「真的喔？」我順著她的話說：「那濟公有說要收妳囝仔做徒弟嗎？」

「醫生，你怎麼會知道？」這個媽媽大驚失色。

「妳囝仔很有濟公緣耶，真難得聽到濟公肯收囝仔去做徒弟。不過，我們人如果不放手，濟公嘛是沒辦法收妳囝仔，去修行做徒弟啊！」

「我嘛是很操煩這個。」這個媽媽好苦惱：「伊憨憨睡，厝裡亂糟糟，那麼多隻嘴要吃要喝，我擱抹凍去做工。」

「老實講啦，人真的是無能為力救這孩子了，若是硬要跟天公伯拉拉扯扯，只會讓這個囝仔多吃苦的，天公伯若是要帶去，我們就放手吧。」

　　這媽媽靜靜沉思了好一會兒：「醫生，既然濟公有答應了，會收囝仔做徒弟，我看，就放囝仔順順去好啦！」媽媽的雙手忙著抹淚水：「拜託別給囝仔艱苦到，要讓伊順順去。」

　　我到護理站去請護士準備 DNR，好讓小孩爸爸來了簽字。

　　護士說：「簽 DNR？他們能搞得懂這是什麼嗎？」

　　「所以，妳們之前就都沒提？」

　　「看他們家環境，簽 DNR 讓小孩好走，我們也想過，才不會一大家子被不上不下的吊在半空中，他們老大念小四，老么也才在學走路，生活對他們，真的很辛苦。可是就怕他們聽不懂，所以就耗著唄。」

　　「讓我來跟他爸爸慢慢說清楚吧。」

　　簽這張 DNR 的時候，小孩的爸爸愣愣的坐著，不發一語，我很擔心是不是解釋得不夠明白，害他聽不懂。

　　最後他深深嘆了好大一口氣：「乎人做囝仔這艱苦，就放伊去乎濟公做徒弟，算加減也能保佑這厝裡大大小小，伊好，厝裡嘛好！」

堅叔的 CARE

　　腦死，對一般人來說，就是死亡的一種；事實上，並不是所有的醫生都很熟悉腦死這回事，裡面的學問很大。

　　打個比方說：自動系統全沒了，要倚賴手控系統，那就得看掌控者的技術到什麼程度，是開自排車級的？還是手排車級的？為什麼賽車手的飆速掌控那麼好？就是懂微調，能微調。一般泛泛的自排車，就是只能這樣而已，也沒法多要求出什麼來。

　　腦死這一塊，是有明確科學證據的不可逆，臨終照護的基礎，就是面對一個一路下滑的不可逆，如何幫助善終。既然是不可逆了，有些不再具有療效的措施，是不是就該撤下來，別再繼續。

　　腦死這件事追到底，牽涉到醫療資源的分配問題。腦死這一塊處理好，才有辦法去做其他疾病。如果連實證醫學都這麼明確了，還拖泥帶水弄不來，又怎麼去面對其他變數很多、

難以預料的疾病呢？

　　腦死的病人，在臨終醫學照護中，比起其
他科別的重症，比如心臟科、胸腔科、小兒科
等，應該算是最初起步的基本功力吧！

42 個同學

　　2004 年，一個在班上人緣超好的女大學生，因為車禍嚴重腦傷，住進加護病房，每天來探病的同學朋友絡繹不絕。

　　三天後，女孩媽媽提出要求：「要在女兒往生的時候，讓全班同學一起來送她一程。」

　　這也是人之常情，我答應：「沒問題，我來安排。因為加護病房要穿隔離衣，我會把這些先準備好。」

　　一旁的護理長忙拉拉醫師袍提醒：「不先問一下幾個人喔？」

　　我趕忙追問：「同學一共有幾個人？」

　　「全班四十二個！」女孩媽媽斬釘截鐵的說。

　　我和護士長差點昏倒，加護病房小小一間，站十幾個人就很擠了，一下湧進四十二個同學，這還是小問題，重點是，要在什麼時間點通知同學們趕來？

記得那時候不是寒暑假，五月吧，如果太早通知，小小房間裡，同學圍在病床邊，擠成一圈又一圈的站著，然後一等五六個小時，或許還更久，難保不會有「雜音」出現：「到底還要罰站多久啊？」萬一通知晚了，有同學來不及趕到，豈不是會被罵到臭頭：「同學都要死了，還不趕來陪一下？」

突然間發現自己禍從口出了，馬上去調出所有相關類似病例出來，細細研判這傷腦筋的「通知時間點」要怎麼抓。

女孩家跟醫院的高層關係又不錯，三不五時就有關切的電話來問處理狀況。算老天爺讓我好心有好報吧，當通知發出去後，最後一個同學趕到，在大家的陪伴下，二十分鐘後，女孩的心臟停止跳動了。

原來就算是醫師，也未必那麼了解死亡的「眉角」！

時下的醫療環境，讓太多優秀的醫學院高材生離開「內、外、婦、兒」四大科，投身較輕鬆不必背負面對死亡的科別，難怪這早年非資優生擠不進來的「內、外、婦、兒」四大科，如今被戲稱為「四大皆空」！

別以為你所看到的「醫療團隊」，都是懂得處理和應變生死大事的，因為通常連醫師自己，都不能完全理解死亡，更不知道該如何開口，和病人家屬談「善終權」這回事。身為

一個醫生，常在看死亡這回事，但是真的有認真去面對死亡了嗎？

　　在經歷過上千件的死亡案例，特別是在時下高科技醫療器材加持下，我們依然無法熟知死亡過程的變數，特別是對病人家屬身心創傷的這部分。悲傷輔導，是一個不該被漠視忽略的領域，而我們做的，真的太少、太不夠了。

堅叔的 CARE

　　在國人的文化傳統中，對於「死亡」充滿了害怕及恐懼，即使是病人已經到了生命末期或瀕死的階段，多數的家屬及醫護人員，仍然避諱與病人談論死亡的議題，以致病人及家屬面對死亡時的準備，往往太晚，徒留遺憾。

　　病情告知是醫病溝通的一部分，但在醫護人員養成教育中，並不重視醫病溝通理論與技巧，而死亡相關的教育也有限，所以當醫師面臨生命末期病人，往往不知如何有效的與病人或家屬溝通。

安寧緩和療護要達到的目標，在於：

往生者能善終、沒有痛苦、有尊嚴。

家人能無憾、度過悲傷，重回生活的軌道。

讓大家從死亡過程的背後，找到生命要學習的意義。

只求圓滿

　　很多身後事，站在家屬的立場，成了「只求圓滿」。特別是身上插著許多引流管的重症往生者，一口氣過去了，要把這麼多條管子拔開，對醫護人員來說，是很不簡單的。因為這和照護經驗長短很有關係。

　　一個剛往生的病人，腫脹到吹彈得破，家屬再三拜託，拔管的時候千萬小心，別再傷到遺體，我們的主治醫師看那一身的管子，怕新手處理不來，親自小心翼翼的上陣，可是拔到膽汁導管時，卻爆開了，噴得四周都是。家屬氣壞了，當場鬧到不可收拾，認為醫生是故意的，不尊重往生者。

　　或許是風俗習慣不同，有些家屬希望病人穿著自備的衣物往生，當醫師說時間差不多了，家屬便開始幫病人換掉醫院的衣服，可是有些病人，最後一口氣過去時會脫肛，於是才剛替病人穿好衣服，身上的衣褲當場就污穢報銷了，臨時

要去哪找一套乾淨衣服來替換啊？家屬的火氣便衝著醫護人員來了。

一個非常有身分地位的名人，近九十高齡要臨終了，家屬提出要求要在醫院就先淨身、換穿好衣褲，莊嚴的離開醫院。這部分處理，醫護人員算還有經驗的，為了避免脫肛事件重演，先包著紙尿布以防萬一，才開始穿衣褲。

病人往生了，家屬手忙腳亂的趕著著裝完成，醫護人員開始拆卸病人身上的各種針頭、管線，家屬不斷催促要大家手腳要快，他們是有看時辰做後事安排的。一陣慌亂後，家屬如願的趕上時辰離開醫院。

兩個多鐘頭後，病人女兒氣急敗壞地回來，劈頭痛罵加護病房醫護人員：「你們做事怎麼可以這麼草率？不是一再交代過你們嗎？我爸生前最怕打針，他人走的時候，你們竟然把一根針給留在他腳背上，讓他又痛了兩個多鐘頭！」

護士被罵得委曲：「我們有一定的 SOP 處理程序，可是你們一直催一直趕，還嫌我們礙手礙腳，也沒留時間給我們仔細再巡一遍啊！」

我忙支開這位護士，家屬這時候的心情，除了委屈求全道歉外，多說什麼都是徒增爭議，何必呢？

其實很多病人在往生過程中，我們一直照料得很好，盡可能讓他順其自然的善終，可是往往最後的一個無心小疏忽，前面的用心就全部付諸流水了，情緒激動的家屬，在死別的那個點上，有時是很難想像的脆弱或不可理喻的。

堅叔的 CARE

面對臨終病人，家屬害怕被棄之不顧外，通常希望：被告知病情變化、目前的治療程度、病危的狀態，及保證病人是舒適、沒有痛苦的，包括：該放手的時候，請放手！

當死亡將至，善終的指數，包括了：病人和家屬了解大限已經到了、心平氣和的接受、後事的交代與安排、離世時的舒適和尊嚴要求。

對高死亡率病患，我們和家屬溝通的標準流程是：從懇談照護計劃開始，說明造成死亡可能的原因、面臨醫療的極限、選擇善終的必要性、DNR 的討論與簽署，以及最後的死亡陪伴。

一個也不少

　　早年，其實連醫療團隊，對死亡都未必能真正了解和掌控。而習俗上，見最後一面，偏偏又是國人很在乎的事。尤其是家中有遠遊的兒孫，老人家會特別渴望，臨走前，不論清醒與否，說什麼都得要見這最後的一面。

　　有位多子多孫的九十幾歲老阿公病危了，簽了 DNR 之後，他的子孫二十多人從全台各地北上，並在臺大醫院附近，車程十幾分鐘左右的飯店留宿，希望完成阿公的心願，在阿公走的時候，所有的兒孫都能圍繞身邊送行。

　　因為要南下出差，兩天後才能回台北，臨行前，我還特別跟家屬再問問看，有沒有什麼問題需要協助？

　　阿公的小兒子說：「我們希望，如果阿爸真的快走了，能不能早一兩個鐘頭先通知我們，好讓兒孫都趕過來送送阿公？」這是人倫常情呀，我特別交代了護理長請她多關照。

　　兩天後，晚上快九點回到台北，馬上打電話回醫院，問護理長阿公怎樣了？

　　護理長很煩惱的說：「下午三點多，我看老阿公血壓很不穩掉到三十幾，趕快通知他們準備，結果到現在，阿公時好時壞上上下下的，加護病房裡他們二三十個人排排站，人擠人，你看我、我看你的，可是又沒人敢擅自離開，怎麼辦啊？」

　　我一聽，忙跳上計程車直接趕回醫院到加護病房，不好意思的跟阿公長子說：「阿公大概也捨不得你們吧，所以，你看要不要讓少年一輩的先到外面去等等？阿公應該短時間，兩三個小時內還不會走。」

　　話一說完，聽到好幾聲很輕很輕的舒口氣聲，阿公的老大也很直的說：「少年先去吃個飯，休息一下，等下再回來等等看吧！」我建議阿公的大兒子，病房內先不要擠進那麼多人排排站，可以請他們在加護病房外等，差不多了再叫進來，這樣對大家都比較好。

　　陪到半夜十二點多，我看心跳開始往下掉，時間真的差不多了。因為裝了呼吸器，呼吸道是 OK 的，就算血壓不是很穩，但心臟除非是自己越來越衰竭沒勁，否則血壓再低，

心臟還是會跳的。

　　到了天快亮的時候，在值班醫師的確認下，阿公的老大出去叫醒在加護病房外，等到睡著的一群兒孫們進來，阿公如願在兒孫滿堂圍繞中，安詳的嚥下最後一口氣。

　　其實，面對死亡機率多於一般人的醫護人員，對死亡的認知，也是慢慢發現實際狀況和課堂教的，是有落差和多變化的。特別是病人家屬提出「全員送終」要求時，送終的那個「等待時段」，真的是對醫療團隊判斷「死亡時間」拿捏，一個很大的經驗值測試。

堅叔的 CARE

　　漸漸的，醫療團隊摸索到了死亡的時間點，當血壓很低了，心跳開始跟著掉的時候，裝著呼吸器的病人，約在三四個鐘頭後，會因為心臟功能自己的衰竭而往生。

　　我們也會教臨終病患家屬，讓他們了解監視器上的數字意義，目前心跳血壓的惡化情形，預測可能死亡時間。一般狀況當收縮壓掉

到四十毫米汞柱之下，心跳開始跟著往下掉，約三小時後，病人便往生了。

　　如果家屬想多再陪陪病人，會請護理長調整會客時間。我常告訴我們的醫療團隊說：「展現同理心，放下身段，釋出的誠意，家屬是一定體會得到，感激在心上的。」

第四章

願

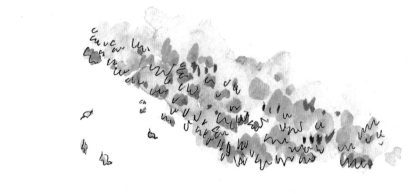
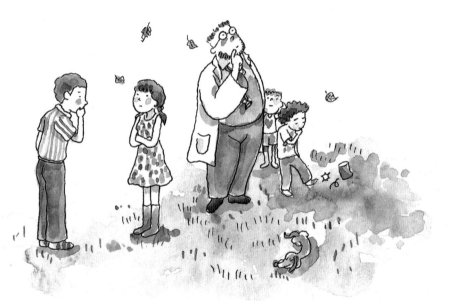

對末期病人來說，

要的不是 CURE（治癒），

而是 CARE（照護），

CURE 和 CARE，

雖然只有一個字母不同，U 和 A 之差，

但醫師能做到的，

是預防病人最後的痛苦，

盡量幫忙善終。

雖然很多人說，

現在的醫療是器官化、疾病化，

但別忘記，

最後必須回歸到「人」的身上，

醫師不是在照顧器官、不是在照顧疾病，

是在照顧「人」！

大年初二

跟我多年相處共事的一個護士，在除夕那天上午，請我幫她看一張頭部電腦斷層片子。

看完後，我跟她說：「病人就算動了手術，怕也是醒不過來了吧？」

她嘆口氣說：「我心裡也有譜啊，病人是我爸爸，現在人在南部醫院，說是要給他開刀，所以我才請黃醫師幫我做確認。」

「那妳有什麼打算？」我問。

「我爸快九十了，如果連黃醫師都認爲是不會醒了，我媽說，就不想讓我爸再開這一刀。我爸這次就是因爲年關近了，知道外地的孩子孫子都會回來，所以趕著採買，沒想到昨天去市場，摩托車都已經騎回家門口了，停車沒注意，絆到腳，人摔了下去，還沒送到醫院就昏迷不醒了。」

「你看我爸快九十了，雖然還能騎摩托車趴趴走，畢竟是有年紀了，老人家該有的毛病他一樣不少，所以他常跟我媽念，這一世人到頭，他一定要好走，千萬不要讓他當植物人，拖拖拉拉的連累家人、辛苦自己。」

「可是現在南部的這位醫生，一直跟我媽說可以開刀的，就算機率不高，很可能變成植物人，能開，幹嘛不開拼拼看呢？至少人是活的。」她很無奈的嘆口氣：「親戚七嘴八舌的，意見一堆，搞得我媽心裡大亂，拿不定主意。」

我們這位資深護士碰到這種事，於情，覺得不試，怕會被不明就裡的親友議論指責；於理，專業又告訴她，這一刀，對現在已變成這樣的高齡老父親，其實是於事無補的。

「這位醫師，黃醫師也認識的，能不能拜託幫我打個招呼？跟那位醫師說說，不是我們做子女的不孝，爸爸年紀也大了，就順其自然吧。我們想都到這個時候了，還是尊重爸爸他老人家一再交代的心願吧！」

接到電話的醫師嚇了一大跳：「人家的關說電話，都是要求不管如何，就是要拜託拼命救，他們家倒是很叫人意外呀，那就簽 DNR，接受安寧照護好了。」

過完年，大家恢復上班第一天，接到這位護士從南部打

上來的電話：「我爸在大年初二從醫院帶回家往生，那天下午，很安詳的睡過去了。黃醫師你知道嗎？冥冥中，我爸好像特別選了這一天，我娘家只有我們幾個姐妹，一年到頭，也只有大年初二這一天，不管嫁到哪，一定都會帶著先生孩子回娘家，幾十年來都這樣，而我爸，竟然會選在這天，在他所有兒孫環繞下，很安詳的睡過去了。」

「我媽媽要我特別跟黃醫師說聲謝謝。」我在電話這端，聽到她媽媽急著催促轉話的聲音，她邊安撫媽媽，邊繼續說：「如果不是黃醫師幫忙，我爸爸要是在醫院開了刀，就算多拖延了一些日子，但他往生的時候，能不能在兒孫全員到齊的陪伴下，這麼安詳的走，都很難講。」

我又聽到她媽媽一連串的交代：「我媽媽還說，就算開了刀，讓變成植物人的爸爸多活些時候，我爸一定會怨恨死她，日後我媽死了也沒臉去見我爸。」

不就是畫一個人生圓滿句點的心願嗎？如果對不可逆的事，執著不放下，硬拼到最後，往生者含冤帶怨，活著的家人，真的就會問心無愧了嗎？

堅叔的 CARE

　　我覺得，這位護士的爸爸是有福氣的老人家，與家人感情好到可以談生死，家人也能放下心中的不捨，尊重父親的決定，連老天爺都受感動！

　　年紀大，是不是一個要列入生命末期考量的因素？當然未必如此！

　　但是台灣慢慢進入老人化國家，如果老人家沒有自己的死亡計劃，到時候面對的是冷冰冰的醫療常規，身不由己的被迫享用死亡套餐。

　　台灣的醫療密度夠大，有很好的底子，可以結合基層社區資源，做到在地老化，在地凋零，壽終正寢。

　　只是，說真的，這樣的理想，不容易啊，還需要大家一起努力！

不再遺憾的等待

陳榮基教授曾講過一個讓我很感動的臨終案例：

阿枝阿嬤是個糖尿病人，大家都知道糖尿病人的傷口很不容易好，而且糜爛還會造成擴散。連醫生也勸阿嬤，截肢保命是較好的選擇。

可是阿嬤說：「我都八十歲了，就算要走，我也要全屍。」

畢竟年紀大了，阿嬤的狀況越來越不好，醫生趁阿嬤還清醒，試探的問沒有小輩在身邊的阿嬤：「如果萬一病情有變，發生怎麼樣的時候，阿嬤妳要不要插管？進加護病房啊？」

原本，醫生認為，阿嬤始終堅持要「很完整」的走，一定不會肯開洞插管的，沒想到阿嬤停頓了幾秒，毫不猶豫的說：「要，我要插管！」

這下子醫生傻眼了，奇怪阿嬤怎麼會做這樣的決定？

　　阿嬤幽幽的說：「我年輕的時候到台北念書，我媽媽死的時候，我來不及趕回南部，爲此我愧疚了一輩子。我現在三個小孩都在美國，萬一我不行了，不插管等待，不給他們一點時間趕回來，見到我最後一面，這樣的遺憾痛苦，我不要再發生在我孩子身上。」

　　「所有該簽的文件我都先簽給你們。」阿嬤開始跟醫生打商量：「只要我不行了，該插管就插管，可是等我孩子回來，都見過面了，請立刻幫我把該拔的管都拔掉。」

　　這是一個臨終母親將心比心，不要曾經發生在她身上，一輩子無可彌補的痛，又在兒女身上重演。爲了讓她的兒女日後能活得心安，能沒有遺憾懊悔的愧疚做打算，令人無法不爲之動容。

　　如果能夠，我想每一個往生的病人，都希望自己走得有尊嚴，讓活著的家屬在走過悲傷之後，能重回生活崗位，好好的活下去，努力做好自己該扮演的人生角色，爲人父母、爲人子女、爲人上司、爲人員工……而不是沉溺在悔恨中，終身不斷的自責、怨懟當時的無知，造成一輩子的遺憾。

堅叔的 CARE

　　為尊重不可治癒末期病人的醫療意願，及保障其權益，《安寧緩和醫療條例》中指出：

　　醫療人員在面對病人的疾病惡化，至醫療可能已無法控制時，應尊重病人或家屬選擇醫療處置的權利，並溝通討論，是否選擇以症狀控制為主的緩解性、支持性醫療照顧？以及臨終時，是否施行心肺復甦術？

　　簽署 DNR 意願書，接受安寧緩和照護是積極的，安寧緩和照護沒有「放棄」這兩個字！只有「拼」！有機會「拼」救命，沒機會「拼」尊嚴、沒有痛苦、善終！

　　醫療團隊會一樣依病況需求，積極介入照護病人的。

柚子

「咦？這個莊先生是誰啊？怎麼寄這麼一大簍柚子來呀？」護理站的護理長在追問。

莊先生？我一看寄件人，嚇一大跳，這位莊先生，在端午節前兩天就已經往生了呀，怎麼還能寄柚子來？打開信一看，原來是他太太寄來的。憨厚的農家老婦人，怕我們不記得她是誰，所以用了過世先生的名義寄柚子北上。

她託人代筆寫著：

我先生住院時多謝大家照顧，沒嫌我們鄉下人粗魯不懂，幫忙讓我先生走得沒受到很大的痛苦。

中秋節到了，團圓的日子，我家裡雖然少了一個人，但是想到我先生在醫院受到大家照顧，尤其在我們最無助的時候，全程的陪伴，特別寄上自家果園採收的柚子，來謝謝大

家！

其實壯年的莊先生，來自民風純樸又保守的鄉下農村，是在多次家庭會議之後，得到莊先生「全家族長輩們」的了解、認同與支持下，由莊太太簽署了 DNR 同意書，在大家的陪伴下安然往生。

現在，在臺大醫院外科加護病房，我們每個月開一次檢討會，柯文哲主任會要求凡事反求諸己：「為什麼我們的病人不能善終？如果能重來一遍，會不會有更好的處置方式？」在這樣的反省機制下，我們期許整個團隊能越做越好。

這十多年來，我由一個腦神經重症專科醫師，跨入臨終照護，我們醫療團隊，也因著高科技而在國際上發表很多論文，在洋洋得意這些成就的背後，從臨床的個案中，學到很多事，特別是對病人，終究還是要「以人為本」，從人性上來考量。

尤其是近兩年，在雲林當外科主任，接觸到在地的很多阿公阿嬤，才發現到，真正可貴的是屬於本土的醫療。如果要和「阿督仔」拼高科技，很困難。老外的人力充沛財力豐厚，資源比我們強太多。我寧可在台灣，耕耘我們的本土醫

療，創造我們自己「生死兩無憾」的臨終照護奇蹟。

我希望能藉由多年來累積的生死決策經驗，嘗試扮演生命末期領航者的角色，從生命末期的導航，讓更多人去了解到生命臨終的照護，對往生者、對活下來家屬的重要性。這是很吃力不討好的工作，有衛星導航（GPS）都會迷路了，更何況我們還是在摸索中學習前進。

因為有愛，會讓醫院除了在安寧病房之外，處處都能得到安寧。這幾年下來，我從「往生」這件事，學到了更多的生命價值和意義，在我未來的日子裡，我會花更多的時間，投入生命教育當志工，希望能幫更多的人，撫平傷痛，重新站起來，好好的生活下去。

堅叔的 CARE

語言是醫病溝通的起點，因為如果不知道病人的需求，醫療處置上會事倍功半。

醫師常不自覺落入「專有名詞」的迷思中，認為患者聽不懂、不需要懂這麼多，自然不會花心思轉化成患者聽得懂的語言。

　　請「用他們能懂的語言表達」來問診與說明！比如：在面對習慣講話用台語的老人家時，即使跟他講台語的「血管瘤」，他可能還是聽不懂，就要用更淺顯的口白：「大條血管破去！」來形容。

房間裡的大象

2006 年 11 月，美國在急救重症領域中，具有權威的雜誌《Critical Care Medicine》（CCM），竟然整本只在講一個議題：病人要死了，你要怎麼照顧？而沒再提說：病人要死了，你要怎麼救？

其中還特別勾勒出，面對病人死亡，生命的品質——

在於你要怎麼去溝通？

你願不願意花時間溝通？

甚至，醫師願不願意花時間去增進自己的溝通技巧？

這些，就占了全部內容的 50%，另外的 50%，是以病人家屬為中心，包含了身心靈及社會的全方位照護模式。最重要的決策在於：不要病人臨終了，還備受痛苦煎熬！

我常跟病人家屬說：「病人今天從急診進來到加護病房，算我們緣分匪淺，病人的生死我們全包了。」

家屬也常常要求我們：「請你們盡力，有機會全力搶救，沒機會請高抬貴手，不要讓我親人受苦。」

尤其是面對死亡，家屬情緒的疏導與一些實務上的支持，都是我們醫療團隊需要努力做好的功課。

關於死亡的議題，東方人避諱去面對與討論，但在美國，也沒好到哪裡，2000 年著名的醫學雜誌 JAMA 曾提出美國醫師對於死亡議題的心態是："Elephant in the Room!" 意思是說，當死亡像一隻龐然的大象待在房間裡，怎麼可能被視若無睹？那不就是選擇性的逃避嗎？

這份文獻傳達的訊息，是要告訴醫師：

病人的死亡善終，難道不是你的責任嗎？

如果醫師認為「不是」，那便是選擇了逃避！

如果「是」，醫師就該和病人家屬一起面對！

早一點談、有系統的談，這樣病人的家屬選擇會多一點；病人死亡的症狀會少一點，善終的機率會高一點。

在台灣，我們發現「生命末期議題的討論」這件事，一直都啟動得太晚，以至於在加護病房中的末期病人，許多不該上的治療都上了，等到家屬看到病人受苦了，希望撤除維生系統，卻受限於法律，無法撤除，因而空留遺憾。

之所以會有這種情形，除了醫師避諱談「死亡」之外，另一個問題是「生命末期的定義」是模糊的，不同的醫師有不同的生命末期定義。也就是說，對於甲、乙、丙三醫師來說，可以有各自的解讀，而且可以是天差地別各自表述的。

目前對於「生命末期的定義」較貼切的說法是：「如果病人在未來六到十二個月內死亡！」你是否會感到驚訝？如果答案是否定的，那意味著病人可能已經進入生命末期，需要啟動生命末期照護。

不管你是病人的親屬、好友、甚至醫師，都該找機會和病人談談：「你接下來打算在這一年內做些什麼？」

為什麼要一年？因為有心願要了，有夢要圓，是需要點時間的，特別是在身體還允許、能有所為的時候。甚至要道別、要說這輩子一直說不出口的話，對某人說：「我愛你！」或「對不起！」或「謝謝你！」或「我放下了，真的原諒你了！」

堅叔的 CARE

面對醫療極限，醫療團隊要勇敢的說清楚

講明白：「很抱歉，我們無法再救回您的家人，但是我們會好好照顧他到最後，我們的計劃是……」

和病人家屬懇談臨終病人的現況，要早點談、有系統的談，讓家屬了解醫療極限，多給點選擇建議，讓病人最後狀況少一點，才較有機會善終，這樣才可能盡量做到「生死兩無憾」。

有時候在門診，看到照顧多年的病人即將日落西山，我會詢問病人或家屬，一旦面對末期的看法，同時告訴他們：「放心！我會照顧你到最後一天！」

關於「撤除維生系統」，在台灣，依法是指：氣管內管、呼吸器、強心劑等。

依《安寧緩和醫療條例》規定，只有在病人自己有簽署 DNR 意願書的狀況下，才得以撤除。也就是說，縱使家屬簽署 DNR 同意書，也來不及，不能撤除了！

因為家屬所能決定的只是：不再增加新的維生治療！

死亡時間

　　一位老兵伯伯，兒子車禍腦死，他答應了器官捐贈，事後，老兵伯伯拿到死亡證明，卻悲憤自責不已。

　　這張死亡證明書開立的小孩過世時間，是進開刀房之後的時間。

　　老伯伯無法置信，誤以為他孩子還沒死就被「活活」摘掉了器官：「禿鷹，一群虎視眈眈人體器官的禿鷹！」伯伯好恨：「我兒子上午十點推進開刀房，死亡證明卻是十點五十，你們好殘忍。」

　　台灣宣導腦死病患遺愛人間，已經二十幾年了，早期常以捐贈者心臟停止的時間當作死亡時間。然而一個被醫療團隊視同沒差的疏忽，苦苦害慘了老父親。

　　在醫療團隊來看，既然都判定腦死了，法律上已認定死亡，都要做器官捐贈了，不都一樣等同死亡了嗎？什麼時間

點往生，還有那麼重要嗎？

這個個案，讓我們回頭細細檢討，站在一個父親的立場，他當然會心痛：「人都還沒死，就迫不及待的拿器官。」

經過推敲，斟酌再三，死亡證明書上的時間，應該是病人家屬決定器官捐贈，腦死判定完成，這病人當下就死亡了。

慢慢我們觀察到，很多臨床上，被醫療團隊視同「沒差吧？」對病人家屬來說，不但有差，還差很遠。家屬的感覺如果不能顧及到，或置之不管，不做溝通解釋，很多醫病糾紛便因此而起。

腦死的病人反正沒感覺了，做器官捐贈時要不要麻醉？答案是要麻醉的！也許會有人說：「不合常理嘛，那做屍體解剖要不要上麻藥？」在學理上，一般做外科手術，麻醉是為了阻斷大腦的痛覺，就腦死病人來說，功能全失，用不用麻醉有差嗎？

有！

麻醉醫師會覺得：盡了職業道德！

參與手術醫生會認為：尊重了器官捐贈者！

家屬會覺得：病人的捐贈過程沒有吃到苦！

換個角度看，大家不也都彼此在求一個「心安」嗎？至

於其他的爭議性問題，都不重要了。

　　事實上，行政院衛生署在針對「腦死判定準則」有極嚴格的規範：從第一次判定性腦幹功能測試，包括「腦幹反射」測試及「無自行呼吸」測試外，需要完成連續兩次判定性腦幹功能測試，如仍完全符合無腦幹反射與不能自行呼吸的條件，才可以判定為腦死。

腦幹反射的測試，包括了：
一、頭—眼反射消失。
二、瞳孔對光反射消失。
三、眼角膜反射消失。
四、前庭—動眼反射消失。
五、對身體任何部位之疼痛刺激，在顱神經分布區範圍
　　內，不能引起運動反應。
六、以導管在氣管抽痰時，不能引起作嘔咳嗽反射。

確認腦幹反射消失後，還要依步驟，進行無自行呼吸的測試：
一、由人工呼吸器供應 100% 氧氣十分鐘，再給予 95% 氧
　　氣加 5% 的二氧化碳五分鐘，使動脈血中二氧化碳分

壓達到四十毫米汞柱以上。

二、取除人工呼吸器並由氣管內管供應 100%氧氣，每分
鐘供應六公升。

三、觀察十分鐘，血液中二氧化碳分壓須達六十毫米汞柱
以上，並檢視是否能自行呼吸。

四、確定病人不能自行呼吸後，即應再把人工呼吸器接回
個體身上。

　　能做腦死判定的醫師，在資格上要求包括：具神經科、
神經外科、小兒神經科專科醫師資格，或者具備麻醉科、內
科、外科、急診醫學科或小兒科專科醫師資格，並曾接受腦
死判定之訓練，持有證明文件者。三歲至十五歲病人的腦死
判定，宜由具判定腦死資格的小兒科專科醫師或小兒神經科
專科醫師為之。

　　而且，醫師施行腦死判定時，應由具判定資格的兩位醫
師共同執行；其中一人宜為具豐富經驗的資深醫師；同時病
人的原診治醫師應適度參與，提供病人家屬資訊及了解腦死
判定結果。

堅叔的 CARE

關於腦死，國家是有相當嚴謹把關的，大家可以看看這些法規：

中華民國 93 年 8 月 9 日，行政院衛生署衛署醫字第 0930211265 號令訂定發布：

腦死判定應符合下列各款之先決條件：

一、病人陷入深度昏迷，昏迷指數應為五或小於五，且必須依賴人工呼吸器維持呼吸。

二、病人昏迷原因已經確定。

三、病人係遭受無法復原之腦部結構損壞。

腦死判定應排除可逆性之昏迷：

一、因新陳代謝障礙、藥物中毒或低體溫（指低於攝氏三十五度）所導致之昏迷。

二、罹病原因不明之昏迷。

進行判定性腦幹功能測試之前，應經觀察，其觀察期間如下：

一、罹病原因為情況明顯之原發性腦部損壞，應觀察十二小時。

二、罹病原因為腦部受損且有藥物中毒之可能

性者，須逾藥物之半衰期後，再觀察十二
小時。

三、藥物種類不明者，至少須觀察七十二小
時。

病人在使用人工呼吸器之狀況下，於前項
觀察期間內，應呈現並持續深度昏迷，至觀察
期間末了，病人昏迷指數應為三，且無自發性
運動、去皮質或去大腦之異常身體姿勢及癲癇
性抽搐，始得進行判定性腦幹功能測試。

別人的孩子

　　因為實在不喜歡面對病人死亡的感覺，於是我們醫療團隊很認真的把嚴重頭部外傷的死亡率，從 40%降到 20%，再努力的下降到 12%，已經可算是全世界死亡率很低的了。

　　儘管在醫學上，「死亡」是一個不可逆轉的結果，但對腦傷重症的外科醫生來說，只要有希望，當然抱著能救就救到底的決心。剛升上主治醫師前幾年，面對新的神經重症理論，徹夜留守在加護病房觀察，成了我生活的常態之一。

　　記得有次熬夜守護一個術後的年輕孩子，整天忙碌下來，實在疲憊到不行，本想趴在病人的床尾瞇一瞇、休息一下就好，卻很快的不支昏睡過去。

　　第二天一早，病人老父親進來探望，看到累趴在床尾睡覺的醫生，護士告訴他：「醫師在你兒子床前守了整夜，沒離開過！」

　　無法置信竟然有醫師肯這樣守著別人孩子的老父親，當場激動的哭了出來：「不管最後的結果如何，我們父子都沒有怨恨了，謝謝你、真的謝謝你，肯這樣救別人的孩子！」

　　讓我最值得欣慰的是，當年這垂危的孩子，今年都四十歲了！歷劫過生死關卡，這孩子變得更懂事、更珍惜生命、珍惜著身邊一切的美好，如今他也堪稱是社會的棟梁，不枉費我當年的苦心用盡呀！

　　對所有病人來說，CURE（治癒），受限於醫療極限，有時未必做得到；但是 CARE（照護）一定要做得到。對末期病人來說，要的不是 CURE（治癒），而是 CARE（照護），CURE 和 CARE 雖然只有一個不同字母 U 和 A 之差，但我們醫師能做到的，是預防病人最後的痛苦，盡量幫忙善終。

　　雖然很多人說，現在的醫療是器官化、疾病化，但別忘記，最後必須回歸到「人」的身上，我們不是在照顧器官、不是在照顧疾病，是在照顧「人」！如同柯文哲主任說的，「病人」，不只是數據、超音波、病理報告的組合，而是一個有喜怒哀樂，在家庭、在社會中，活生生的一個人。

　　一位西班牙的神父賴甘霖，同時也是臺大醫學院醫學倫理的教授，是我非常尊敬的一位老師，他說：「在學會做醫

師之前，請先學會做人，因為醫療的本質，是出自對人性的關懷。」

　　賴神父二十年前的諄諄教誨，二十年後，我心領神會！

　　我學到了：面對臨終病人，醫生開出 Order 前，先想想，這樣無意義的搶救醫療，是製造病人「拖得更久、死得更慘」的痛苦呢？還是能幫忙安撫家屬身心靈的照護？

堅叔的 CARE

　　病人如果會好，就要讓他活得沒有痛苦，更有生活品質；如果病人不會好，要讓他能得善終。

　　十年前學到「安寧療護的範疇」：

　　一、良好的溝通。

　　二、以病人與家屬為中心。

　　三、共同決策。

　　四、症狀的控制。

　　五、實務的支持。

　　六、情緒的慰藉。

　　七、靈性的支持。

　　這些，原本不就該是所有科別醫病關係的核心嗎？如此寓意深遠的撫慰，怎麼就淪為醫療極限下的備案呢？

　　難道其他科別的醫師都不需要了嗎？

VIP 的最後一程

　　不管藍綠誰在當家主持朝政，一位輩分很高的 VIP，都是朝野敬重的人物，也剛好與我是叔姪輩相稱。

　　這位 VIP 本身是癌末多重轉移病人，這次進加護病房，是因感染併發嚴重敗血症，然後變成急性腎衰竭。這麼偉大的病人怎麼可以不洗腎呢？可是沒多久，緊接著發生呼吸窘迫症，腎都洗了，葉克膜怎麼能不出動呢？

　　一段時間後，看著疲憊不堪的嬸嬸，我忍不住跟她說：「阿嬸，阿叔是一個偉大的人，碰到這種情形，不要太勉強，我們人盡人能盡的能力，其他的就交給神佛吧！」因為 VIP 一家都虔誠的信奉道教，所以我就這樣勸她。

　　「我也知道，可是堅仔，我能怎麼做呢？」阿嬸很茫然。

　　「順其自然吧，不要再拖時間了，這樣只會一直延長阿叔的痛苦，阿叔是個頂天立地的人，讓他走得有尊嚴吧！」

「那也是應該的，就拜託你幫忙處理了。」阿嬸握著我的手交代。

於是，我開始設定安寧的照護目標。

可是，因為阿叔太 VIP 了，三不五時就有高官要員來探視，在醫院高層陪伴下，高官要員少不了都得表態關切一下：「真的沒希望了嗎？再努力拼拼看嘛！」

然後，高層就會交代：「再加把勁，再拼拼看。」

然後，整個治療方向又開始轉彎大調整，重新挑戰醫療的極限。

實在看不下去昏迷的阿叔，人都發黑變形了，就問阿嬸：「還要繼續這樣下去嗎？交給老天爺安排吧？」

阿嬸不忍又喪氣說：「堅仔，就拜託你了！」

於是，我再度開始朝著舒適尊嚴的方向照顧。

然後，又有大老來探病：「不是聽說有什麼新藥出來嗎？有拿來拼拼看嗎？」

然後，高層就會附和：「放心，我們一定會再拼拼看。」

然後，我當然又前功盡棄了。

幾番來回之後，阿嬸被搞得心力交瘁。

「阿嬸，妳要不要考慮簽署拒絕急救同意書？」我實在

很不忍心。

「堅仔，像你阿叔這樣一個大人物，我怎麼能有一點這種心思？」阿嬸哀怨的哭了出來：「就算我再於心不忍，看他這樣被死去活來的拖磨，拒絕急救同意書我一簽下去，社會觀感，閒言冷語，一人一句，就可以把我活活給逼死。要怨，就怨他自己的命，人在江湖身不由己啊！」

在別家醫院怎麼樣我不知道，但在臺大醫院，大部分的VIP，不管沒生病沒入院之前，是如何風光、如何不可一世，當他到了生命末期，如果對自己死亡照護計劃沒有想法，沒有預立「事前指示」；面對接續而來的「關愛的眼神」，迫使他享用各種拖延死亡過程的痛苦。

原來，VIP一生最別無選擇的特權，是和這人世告別前的推、拖、拉、扯！

堅叔的 CARE

所謂的 VIP 泛指有權、有錢、有勢病人及家屬。

也因為如此，一旦病重，接踵而來的「關

心」、「善意」特別多，自己又沒有預立前瞻性計劃，只有任人擺布了。老天爺還是公平的，一般民眾倒沒這種困擾！

難怪有句美國諺語說：通向地獄的道路鋪滿著「善意」！

太多外力的介入，大老們隨口一句「關切」，也不管是不是外行領導內行，反正 VIP 已經被擺平得差不多了，也沒反抗招架的能力了。

有時，我會忍不住懷疑：這也是 VIP 的宿命嗎？有句台語的形容很傳神：坐轎的想要下轎，抬轎的不放！

早期所謂的「拒絕急救同意書」，目前已改稱為「不施行心肺復甦術同意書」。而國外所謂的預立「事前指示」或者是「前瞻性計劃」，在台灣相當於我們的「預立選擇安寧緩和醫療意願書」。

中風七次之後

這病人才四十歲出頭，算還很年輕，可是體重一百三十幾公斤，中風七次！

之前幾次雖然是小血栓塞造成，但左邊右邊輪流來，也是麻煩，可是病人大腦皮層功能看來是好的，因為他很愛上網。這次中風，問題出在腦幹，連講話都含糊不清，表達能力有困難了。

一早正準備去查房，看看剛接手的這個新病人狀況，他的姐姐卻先到護理站攔我，「我弟弟已經中風七次了，黃醫師，他這次都這樣了，他還會再中風嗎？」

「以他的身體情況，我想再中風的機會還是高的，中風就是很怕一再重複發生。」

「因為我爸媽早逝，我大弟到現在孤家寡人一個，他要嘛打零工，有錢了就沒日沒夜的去泡網咖，他一次中風比一

次麻煩，我看了也不忍心，他現在生活都不太能自理了，我跟小弟家累都很重，也沒能力多照顧他什麼，如果再中風一次⋯⋯」他姐姐搖著頭，用很低的聲音問：「我們現在能簽放棄急救的同意書嗎？如果再來一次，可不可以不要插管了？」

我翻閱手上的病歷：「咦，病人是清醒的啊，只是失能嚴重，剩下右手能稍微動一動。」他姐姐幽幽的說：「這樣，我們就已經很吃力了。」

「先看看病人再說吧！」我朝病房走過去，他姐姐跟在後面，腳步聲好沉重。

病人雖然是半躺半坐在床上，噸位依然可觀。

「離開加護病房有沒有舒服一點？」我問他：「在加護病房插管會不會難過？」他用右手吃力的指著嘴，噫噫嗚嗚，邊搖手邊作勢拔管。

「要加油哦！可以的話，下床坐輪椅活動活動，好嗎？」病人點點頭，卻目不轉睛盯著擱在胸前一台老舊的小筆電。

出了病房，我跟他姐姐說：「病人很清醒，有關簽放棄急救同意書的事，照法律規定，是要他自己簽字才可以。除非他已經昏迷不醒，否則就要和他商量，聽聽他自己的意思，

由他自己做主。」

　　傍晚病人的小弟和姐姐一起來醫院找我：「我哥這樣很可憐，不是我們要扔下他不管，我們不知道該怎麼幫他才好？如果要明著跟我哥講簽放棄急救，怕他會受不了，不講，看他一次比一次驚險的被急救，他越來越失能、越痛苦，我們也很於心不忍。」

　　在小會議室，姐姐很自責父母早逝，她沒能力好好的照顧中風的這個弟弟，真不知道要怎麼跟弟弟開口，說要他自己簽放棄急救意願書，真是太殘忍了。看姐弟倆一籌莫展講了半小時，哭了半小時，我起身跟他們說：「那就試著邊溝通，邊看病人的反應吧。」

　　「你說插管很難受喔？」我在床邊問病人，他試著努力的點頭。

　　「你都不肯好好照顧身體，如果再中風咧？」他姐姐問。

　　病人掙扎發出含糊不清的：「不插、不插、不插！」還拼命搖著右手。

　　「可是中風急救，到院都會先幫你插管哪——」他弟弟還沒說完，病人嗚嗚哭了起來，手比畫著四方形，一次又一次的簽名姿勢。

　　「他似乎是知道的。」我和姐弟倆對看一眼，我問病人：「你知不知道你自己也可以決定要不要插管？」病人點著頭，我請護士拿張 DNR 意願書來。

　　一看到這張，病人指指姐姐、指指弟弟，指著這張 DNR，困難的把手舉到眉尾，不斷敬禮似的拜託。

　　「你知道這張是什麼嗎？」他小弟好懷疑。病人原本就口齒不清了，這下又急又哭，惹得他姐弟三人在病房哭成一團。

　　第二天，姐姐拿著這張簽好字的 DNR 給我，口還沒開，眼眶就先紅起來了：「昨天，問了很久，才搞懂我弟弟的意思，他知道這張，是上網看的，因為他怕再拖累我和小弟，很後悔，為什麼沒早點簽。」

　　「他一看我們都簽好見證人……」病人姐姐學著病人的動作，吃力的拍著胸膛：「安了、安了！」姐姐哭到不能自已：「我弟意思是說，簽了這張，不管將來如何，他終於放心，不會再拖累到我跟小弟，他終於也知道覺悟，他過去糟蹋自己的身體，害了自己、害了我們姐弟，他為什麼早不會想？為什麼早勸都勸不聽？」

　　DNR 上，濕濕的，有姐姐剛剛滴上去的淚；皺皺的，想

來是昨天，病人百感交集的淚，濕了、又乾……

堅叔的 CARE

　　所謂的小中風，TIA，指的是暫時性的缺血性中風，通常二十四小時內，自己能恢復得過來。沒有後遺症的原因，是在沒有形成永久破壞之前，塞住的腦血管就通了。

　　可能中風的高危險群，包括心臟病、糖尿病、高血壓、高膽固醇等，如果一次中風被搶救回來了，有留下後遺症，就靠復健慢慢減少傷害。

　　對中風病人來說，雖然努力做復健的效果或許不盡人意，但如果不做，身體功能的退化是會很快速的。

　　漠視自己的健康，傷到的不止是自己，還有身邊的至親，早知如此，何必當初呢？病，從口入，面對吃吃喝喝，不論心態是填飽肚子、是交際應酬、是舒壓，都請三思吧！

四道人生

病人是肺癌末期的老阿嬤，兒女都很傑出。

阿嬤當醫師的兒子看媽媽喘得這麼痛苦，想幫媽媽做侵入性治療，可是又礙於始終隱瞞著病情，老阿嬤不知道自己已經是癌末了。

「媽媽不是重複住院很多次了嗎？她都沒懷疑、沒追問過嗎？」我疑惑地看著專程跟我約時間，討論他媽媽病情的醫師兒子和兩個哥哥：「你媽媽生五個孩子，一個醫師兒子，一個大老闆，一個民代，兩個教授女兒，她應該多少也猜到自己的病情吧？」

醫師兒子嘆口氣：「我們從上大學就離家了，接著也都在外地工作，媽媽生病以來，都是老爸親自照顧，他們老來相依為命，感情深厚，所以老爸下封口令，誰都不許跟媽媽說實情。」

「正因爲這樣，你們難道沒想過，媽媽都生命末期了，她走了之後，你們爸爸可以承受這樣的打擊嗎？你們媽媽或許還有很多事、很多話，要跟爸爸交代，別讓兩個老人家抱憾啊！」我提醒他們。

「我們是有在想。」大哥流淚了：「可是顧慮很多，所以討論不出一個結果，我媽又是個很傳統內斂的老人家，很多事都往心裡擱，不到非不得已，她也不會說。越是往後拖，真的像黃主任說的，我們很擔心兩個老的，會一前一後跟著走。」

討論過後，兄弟做出結論：原則上，簽 DNR 讓老媽媽盡量走得不痛苦！然後老么負責「勇敢的」去跟媽媽把病情說開，老二負責「冒犯」父親去做溝通，老大負責穿梭滅火。

「就如黃主任說的，一生中的道愛、道謝、道歉、道別，這樣的四道，我們一定要讓兩個老人家有機會對彼此說。」老二眼神堅定，要冒犯挑戰很傳統的父親，真是難爲他了。

三個禮拜後，當醫師的兒子打電話給我：「黃主任，我媽走了，謝謝你教我們怎麼做，我爸爸很傷心，很難過，但他還是要我特別謝謝你，讓我媽媽的往生沒有遺憾。」

老么才打算跟媽媽攤開說病情，沒想到媽媽自己先點

破：「我早就知道我是肺癌了，只是礙著你爸的用心良苦，知道你們都是好意孝順的，所以沒戳破。我好珍惜的過每一天，也好著急，怕話來不及交代，現在把事情說開了，其實，我是很高興的。」

老阿嬤往生的那天黃昏，西北雨過後的放晴，有道彩虹，橫越天際。

兒孫都圍在她身邊，她閉著眼，表情安詳。緊握老伴手的老阿公，再也忍不住了：「我這一世人，少年壞脾氣，常動不動就罵妳，謝謝妳吞忍我這一世人。」受日本教育，一生自大驕傲的老阿公，貼在老伴耳邊，無限溫柔的說：「あなたを愛してます　あなたは私の一番素敵な愛情です　ありがとう。」

老阿嬤的淚，輕輕的從眼角滑落下來，在上揚的微笑中，老阿嬤攜愛，飄然遠行去了！

老阿公的悄悄話說：
あなたを愛してます　……………………我愛妳，
あなたは私の一番素敵な愛情です　…妳是我今生最美的愛情；
ありがとう　………………………………謝謝妳！

堅叔的 CARE

　　國人向來含蓄，不善情感溝通，特別是老一輩，明明是關心，卻常用惡言相向來表達。

　　道謝，還好，基本禮貌。

　　道歉，就頂難了，事關面子問題，有人明明就是錯，硬拗也拉不下臉說對不起。

　　道愛，除非熱戀情人，否則親如父母、夫妻、兒女，反倒難說出口。有人鼓起勇氣說了，換來白眼之外，還會被反問：「是做了什麼對不起我的事呀？」或者：「其中必有詐吧？」

　　至於道別，向來忌諱談死的國人，更不知如何把人生最後的句點，畫成一個圓滿的圈。

　　生死謎藏，在每一個死亡的背後，都自有人生功課要去學習。是我行醫二十多年來很深的感慨；書中的每一個個案，至今回想依舊心很痛，安寧緩和醫療，在台灣，我們做得真的不夠好。

　　從接受醫學教育開始，老師就不斷的交代：「醫生的天職，就是要救人，拼了命的救！」

可是，老師卻沒教過我們，當面對醫療極限，病人救不回來了，要怎麼辦？

生命倫理學的四大原則：尊重自主！

不傷害！

行善！

正義！

面對病人的「善終權」，醫師們為病人做到了多少？對家屬解說清楚了多少？長年在加護病房，看著在一堆機器包圍下的臨終病人，我們一定要用「機器」、「醫療常規」來這樣處理嗎？難道不能用「心」，來照顧臨終病人和家屬嗎？

醫「生」，除了要會治病救命之外，還要會顧「死」！因為，這才是一個完整的醫療呀！

我始終認為，這才是我行醫路上的最大願景，我願意為這樣的理想，無怨無悔的付出，繼續，努力下去！

附錄

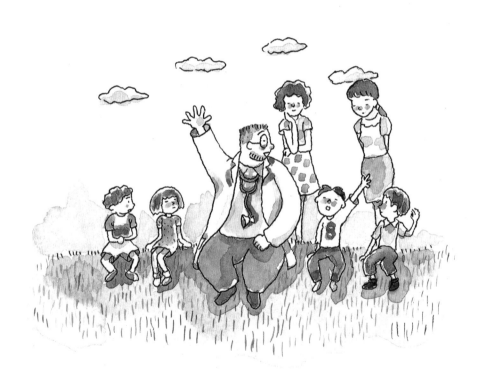

回首來時路

臺大醫院資深護理長／李芳珊

　　民國九十年吧，我們在急重症救護部分，因著醫療團隊的努力，開始很有成就感：這麼嚴重的頭部外傷，我們的死亡率遠低於國際，這不就是表示我們的醫療照護品質很好，不差呀！

　　但是半年一年之後，問題陸續出現，我們發現：病人是救活了，但是他的生活品質呢？這些死裡逃生的病人，因為嚴重腦傷，他們整個生活的依賴度是相當高的，當他們出院之後，家屬所面臨的困境，是我們當時所想像不到的。

　　照顧這樣一個病人，要花很多的金錢、人力、物力，這不是每個家庭都能有這樣的條件，於是有家庭崩離了。倘若病人出事，是來自意外或交通事故，後續法律糾紛衍生出來的理賠問題更複雜，甚至包括急救醫療過程，都會被放大檢視，是否有所疏失。

　　家屬在無法承受這樣的巨變下，會回頭追著醫療團隊算帳：「一定是你們哪一個環節沒做好，才會讓病人這樣不省人事的拖著。」於是，當初拼命夜以繼日搶救、照顧的醫護人員，反淪為「被告」；這對涉世不深的年輕的醫護人員來說，是極大的挫折與委屈。

　　一再檢討之後，我們發現，國外死亡率比我們高，是因為他們把病人的後續問題，和家屬說得很清楚，他們看到了日後問題的嚴重性，讓家屬自己衡量做一個選擇，是簽 DNR 順其自然的走？還是要不惜一切的拖延死亡的過程？

　　以臺大醫院處理急重症病人，比別家醫院多很多的機會來說，安寧療護已經推廣了一段時間，這麼多年下來的努力，成果慢慢的被看見，向來忌諱談「死亡」的病人及家屬，也逐漸能坦然面對「往生」和追求「善終」這回事。

　　臨床上發現，當家屬不在的時候，病人會願意主動和他信賴的醫護人員談到善終這一塊；家屬呢，瞞著病人，也會問起該怎麼辦好？可是他們彼此卻不太能面對面的來討論這件事。病人想得到善終，有許多事就必須有所交代，這其中不乏私密的家務事，不足為外人道矣。

　　也因此醫護人員就必須花時間、花心思，扮演穿針引線

的角色，讓他們卸下心防的尷尬，把心事說出來，讓事後大家都能把遺憾降到最低。但要能談妥善終往生這回事，在需要愛心之外，耐心是很備受考驗的，以至於並不是每一位醫護人員都願意無怨無悔的這麼付出。

「安寧緩和醫療、臨終照護、悲傷輔導，這種事雖然很重要，但最好還是有人幫我先處理掉，要醫生分心做這個，並不是我想要做的。」對一般外科醫生來說，特別是年輕一輩，會選擇走上外科，手術開刀才是他從醫的志向，除此之外，最好都別來煩他，做人文的醫療關懷？這不是職責所在吧！

有時候我忍不住會跟他們開玩笑：「對啦，開刀以外的事，最好一個外科醫生後面要跟個老媽子、跟個丫嬛、再外帶個助理，帶個秘書，幫忙把一切開刀以外的大小事，不管是工作上或生活上的事，只要嘴巴交代，大家都得幫忙處理掉，反正外科醫生嘛，動刀之外，其他都沒你的事就對了。」

外科醫生習慣把他自己定位在處理他認為最精華的事情上，因為他的時間是最寶貴的，其餘的事，在他們眼裡成了浪費時間。應該說，外科醫生是比較目標導向的。只要是跟他目標沒有直接關係，別人看來很重要，那又 SO WHAT？

只要是能讓他有所成就感的事，他很專注、有興致去做就好了。

　　從剛開始跟著黃勝堅醫師，投入臨終照護與悲傷輔導這塊領域，這麼多年下來，即便到現在，都還是免不了會聽到冷言冷語的嘲諷：「一個資深的護理專業人員，何必浪費精力去做這一塊？病人來來去去，往生之後，家屬就離開醫院了，幹嘛多管這種吃力又不討好的閒事？沒多收入，也沒人會嘉獎妳。」

　　可是在職場專業之外，我也曾經是臨終病人的家屬，我能感同身受他們面對死亡的不知所措。能在他們最慌亂無助的時候，順勢扶持他們一把，哪怕只有一個發自內心的感激眼神，都足以支撐我在這條路上，繼續辛苦的走下去。

　　這麼多年，一步一步摸索著走過來，我或許無法去影響我周邊更多的人，投入這個領域，可是因為我始終是個直接提供病人照顧的護理人員，與病人和家屬間彼此互動的情份，是很點滴在心頭的。

　　記得在 SARS 那段時間，那位因為照顧得到 SARS 的爸爸而被感染的兒子，他是從和平醫院轉進臺大醫院，因為家人都被隔離了，沒人陪伴照顧，自己一個人孤零零的來。

他是臺大醫院開新院區以來，第一個靠自己能清醒的「走」進醫院加護病房的重症病人。

進了隔離病房後，他主動告訴護理人員說：「我的病菌很恐怖，妳們不要常常進來照顧我沒關係。」他第一天還能講話，第二天開始很喘，第三天就插管，第四天就昏迷了。

為了搶救他，我們動用了非常高科技的器材，而這樣的儀器，同樣是需要相對的人力時時監控任何細微的變化。大家都很害怕，要有視死如歸的勇敢，可是知道嗎？這個在與死神做殊死戰的病人，只要偶爾清醒，就奮力的揮手示意，趕護理人員出去。

他的這個舉動，看在護理人員眼裡，心酸之外，有很深的感動：他是那麼的孱弱不堪，那麼需要人照顧陪伴，他卻因為知道自己病情的嚴重性，顧念著不要再有所傳染，而要護理人員遠離不要靠近他。

這期間他太太來探望過，他們家，因為SARS，已經死了父親，一個聽到爸爸是SARS病人，就嚇到自殺，再加上眼前已不樂觀的病人，一場SARS在他們家，眼看著就要席捲掉三條命，喪事一件接一件的辦，家屬情何以堪？

這個一度幾乎被搶救成功的病人，最後還是走了！醫療

團隊扼腕挫折，大家不眠不休的二十四小時接力，特別是我
們的護理人員。事過半年，SARS 平息了，這位太太寄了張
卡片給我，謝謝大家在那段時間的忘我照護，雖然她先生走
了，但她對醫療團隊充滿敬意，感謝大家並沒有在風聲鶴唳
的氛圍中，嫌棄排擠他們。

　　一張薄薄的卡片，卻帶給我們極大的震撼：她先生我們
沒救起來，他們家一連失去三個經濟支柱，只因她看到了我
們的努力，感受到我們給她的溫暖，她放下這麼悲慘的遭遇，
努力撐起一個家的未來。

　　在悲傷輔導的這部分，對一個年輕的護理人員來說，當
她接收到病人或家屬這類的求助訊息時，由於她們人事歷練
的不足，會讓她們也有著心有餘力不足的緊張，但是在經過
相關在職訓練課程後，來自與病人或家屬彼此間互動成長的
累積，讓她們真的是成了很窩心的「白衣天使」。

　　護理這條路，工作量往往超負荷，很辛苦，走得下去的
人，都有一個特質：不計得失的付出！有些救不起來的病
人，家屬會遷怒、會有所怨懟、甚至揚言要提告；但有更多
的家屬，看到醫療團隊幫忙設身處地的送暖，是感激在心的，
會讓他們更堅強更有勇敢的意志，去走出生死訣別的關卡。

而他們的表現，就是鼓舞我們繼續努力下去的「能量」！

生離死別的痛，雖然傷口看不見，但卻是更需要一段不算短的時間去療癒，而這樣的傷痕，並不是每個人都能得到癒合。如果當你接觸到可以簽署 DNR 來保障自己的善終權，又不至於陷家人至親於萬一危急時的兩難，爲什麼不自己先做好準備呢？

對保守、不習慣接受心理諮商或精神科治療的國人來說，喪親猶如永無止境的暗夜，如果第一線上的醫護人員能多幫一下，這樣溫馨扶持的背後，反而常常帶給醫療團隊更多意外的「成就感」收穫；雖然，這未必是能贏得矚目、有掌聲的。

重症病人的臨終照護，家屬的悲傷輔導，如果要用「功利」來衡量投資報酬率，是虧本不賺的，不符合社會現實要求的「利潤營收」；可是，如果用人性觀點來看，卻是那麼直擊人心的感動與鼓勵。

一個將心比心的關懷，是我們的醫療專業能力所能及的，只是多花了點時間，但是能幫助到的，不僅是病人，或病人的一兩個家屬，有時甚至是一個家庭、一整個家族，舉手之勞的付出，何樂不爲呢？

「不施行心肺復甦術」表格

民國九十九年八月十二日

衛生署新頒的「不施行心肺復甦術」相關文件四款：

一、預立選擇安寧緩和醫療意願書。

二、不施行心肺復甦術同意書。

三、醫療委任代理人委任書。

四、選擇安寧緩和醫療意願撤回聲明書。

預立選擇安寧緩和醫療意願書

本人 _____ 瞭解醫療有所極限，若罹患嚴重傷病，經醫師診斷認為不可治癒，而且病程進展至死亡已屬不可避免，特依安寧緩和醫療條例第四條、第五條及第七條第一項第二款之規定，簽署本意願書並同意加註於本人之全民健康保險憑證（健保 IC 卡）內，選擇接受安寧緩和醫療，於臨終、瀕死或無生命徵象時，願接受緩解性、支持性之醫療照護及不接受施行心肺復甦術。

簽署人：（簽名）　　　　　國民身分證統一編號：

住（居）所：

電　　話：

出生年月日：中華民國 _____ 年 _____ 月 _____ 日

在場見證人㈠：（簽名）　　　國民身分證統一編號：

住（居）所：

電　　話：

出生年月日：中華民國 _____ 年 _____ 月 _____ 日

在場見證人㈡：（簽名）　　　國民身分證統一編號：

住（居）所：

電　　話：

出生年月日：中華民國 _____ 年 _____ 月 _____ 日

法定代理人：（簽署人未成年方須填寫）

簽　　名：　　　　　　　　國民身分證統一編號：

住（居）所：　　　　　　　　　　　　　電話：

醫療委任代理人：（簽署人為醫療委任代理人方須填寫並應檢附醫療委任代理人委任書）

簽　　名：　　　　　　　　國民身分證統一編號：

住（居）所：　　　　　　　　　　　　　電話：

中　華　民　國 ___ 年 ___ 月 ___ 日

附註：

一、安寧緩和醫療條例第三條規定：

　　本條例專用名詞定義如下：

　　1、安寧緩和醫療：指為減輕或免除末期病人之痛苦，施予緩解性、支持性之醫療照護，或不施行心肺復甦術。

　　2、末期病人：指罹患嚴重傷病，經醫師診斷認為不可治癒，且有醫學上之證據，近期內病程進行至死亡已不可避免者。

　　3、心肺復甦術：指對臨終、瀕死或無生命徵象之病人，施予氣管內插管、體外心臟按壓、急救藥物注射、心臟電擊、心臟人工調頻、人工呼吸或其他救治行為。

　　4、意願人：指立意願書選擇安寧緩和醫療全部或一部之人。

二、安寧緩和醫療條例第五條規定：

　　二十歲以上具有完全行為能力之人，得預立意願書。

　　前項意願書，意願人得預立醫療委任代理人，並以書面載明委任意旨，於其無法表達意願時，由代理人代為簽署。

三、安寧緩和醫療條例第七條規定：

　　不施行心肺復甦術，應符合下列規定：

　　1、應由二位醫師診斷確為末期病人。

　　2、應有意願人簽署之意願書。但未成年人簽署意願書時，應得其法定代理人之同意。

　　前項第一款所定醫師，其中一位醫師應具相關專科醫師資格。

　　末期病人意識昏迷或無法清楚表達意願時，第一項第二款之意願書，由其最近親屬出具同意書代替之。但不得與末期病人於意識昏迷或無法清楚表達意願前明示之意思表示相反。

「預立選擇安寧緩和醫療意願」健保 IC 卡註記登錄 Q & A

一、簽立「預立選擇安寧緩和醫療意願」應該注意什麼事項？

答：1、簽立人的基本條件是必須年滿二十歲以上並具行為能力。

2、以正楷正確於簽立人欄位親筆簽名並填寫意願書所有內容，特別是身分證字號、出生年月日、電話、地址等。

3、寄到台灣安寧照顧協會的意願書必須是正本。

4、二位見證人的資料也必須完整。

5、見證人必須年滿二十歲以上，身分無特別限制，可以是親屬、朋友或醫院志工等。

二、為什麼要將「預立選擇安寧緩和醫療意願」加註在健保 IC 卡上呢？

答：為尊重末期病人之醫療意願及保障其善終之權益，我國於 89 年公布施行《安寧緩和醫療條例》，條文中明訂：

1、末期病人得立意願書選擇安寧緩和醫療。

2、二十歲以上具行為能力之人，得預立意願書。

但對於已經簽署安寧緩和醫療意願書之民眾，所簽立之「意願書」若未隨身攜帶，在末期病危，卻無法主動出示時，一般醫療院所，就醫護人員的職責，仍應全力救治，導致常發生不符合病人意願與

利益之急救等遺憾事件。因此，在健保 IC 卡上註記安寧緩和醫療意願，以提醒醫護人員尊重病患不施行心肺復甦術之意願，確實有其重要性。

三、民眾該如何將「預立選擇安寧緩和醫療意願」加註於健保 IC 卡上呢？

答：只要將已填妥之「預立選擇安寧緩和醫療意願書」正本，寄至：

台灣安寧照顧協會／地址：台北縣 25160 淡水鎮民生路 45 號

電話：02-2808-1585

網址：www.tho.org.tw

台灣安寧照顧協會將會彙整相關資料送至行政院衛生署，轉中央健保局完成加註事宜。

四、「預立選擇安寧緩和醫療意願書」一旦簽立並已加註於健保 IC 卡上，是否就無法撤回意願及取消註記？

答：不是的，若您簽立「預立選擇安寧緩和醫療意願書」後，如改變想法欲撤回意願時，您只需要填妥「撤回選擇安寧緩和醫療意願聲明書」，親筆簽名及附註身分證字號，將該書面寄回受理委託執行之台灣安寧照顧協會，該會將協助您辦理撤回選擇安寧緩和醫療意願及取消將意願加註於健保 IC 卡的手續。

不施行心肺復甦術(Do Not Resuscitate)同意書

　　病人 _____ 因罹患嚴重傷病，經醫師診斷認為不可治癒，而且病程進展至死亡已屬不可避免，茲因病人已意識昏迷或無法清楚表達意願，特由同意人依安寧緩和醫療條例第七條第三項之規定，同意在臨終、瀕死或無生命徵象時，不施行心肺復甦術。

同意人：(簽名)

國民身分證統一編號：

住（居）所：

電　　話：

出生年月日：中華民國 _____ 年 _____ 月 _____ 日

與病人之關係：

　　　　　　中　華　民　國 ___ 年 ___ 月 ___ 日

附註：

　　安寧緩和醫療條例第三條規定，本條例專用名詞定義如下：

一、安寧緩和醫療：指為減輕或免除末期病人之痛苦，施予緩解性、支持性之醫療照護，或不施行心肺復甦術。

二、末期病人：指罹患嚴重傷病，經醫師診斷認為不可治癒，且有醫學上之證據，近期內病程進行至死亡已不可避免者。

三、心肺復甦術：指對臨終、瀕死或無生命徵象之病人，施予氣管內插

管、體外心臟按壓、急救藥物注射、心臟電擊、心臟人工調頻、人工呼吸或其他救治行為。

四、意願人：指立意願書選擇安寧緩和醫療全部或一部之人。

安寧緩和醫療條例第七條規定，不施行心肺復甦術，應符合下列規定：

一、應由二位醫師診斷確為末期病人。

二、應有意願人簽署之意願書。但未成年人簽署意願書時，應得其法定代理人之同意。

前項第一款所定醫師，其中一位醫師應具相關專科醫師資格。

末期病人意識昏迷或無法清楚表達意願時，第一項第二款之意願書，由其最近親屬出具同意書代替之。但不得與末期病人於意識昏迷或無法清楚表達意願前明示之意思表示相反。

前項最近親屬之範圍如下：

一、配偶。

二、成人直系血親卑親屬。

三、父母。

四、兄弟姐妹。

五、祖父母。

六、曾祖父母或三親等旁系血親。

七、一親等直系姻親。

第三項最近親屬出具同意書，得以一人行之；其最近親屬意思表示不一致時，依前項各款先後定其順序。後順序者已出具同意書時，先順序者如有不同之意思表示，應於安寧緩和醫療實施前以書面為之。

末期病人符合第一項、第二項規定不施行心肺復甦術之情形時，原施予之心肺復甦術，得予終止或撤除。

醫療委任代理人委任書

　　茲委任 _____ 為醫療委任代理人，當本人罹患嚴重傷病，經醫師診斷認為不可治癒，且病程進展至死亡已屬不可避免而本人無法表達意願時，同意由其依安寧緩和醫療條例第五條第二項之規定，代為簽署「選擇安寧緩和醫療意願書」。

立意願人

簽　　　名：　　　　　　國民身分證統一編號：

住（居）所：　　　　　　　　　電話：

受任人

簽　　　名：　　　　　　國民身分證統一編號：

住（居）所：　　　　　　　　　電話：

候補受任人㈠（得免填列）

簽　　　名：　　　　　　國民身分證統一編號：

住（居）所：　　　　　　　　　電話：

候補受任人㈡（得免填列）

簽　　　名：　　　　　　國民身分證統一編號：

住（居）所：　　　　　　　　　電話：

　　中　華　民　國 ___ 年 ___ 月 ___ 日

附註：

一、安寧緩和醫療條例第五條規定：

二十歲以上具有完全行為能力之人，得預立意願書。

前項意願書，意願人得預立醫療委任代理人，並以書面載明委任意旨，於其無法表達意願時，由代理人代為簽署。

二、當受任人因故無法代為簽署選擇安寧緩和醫療意願書時，候補受任人得依序代為簽署。

選擇安寧緩和醫療意願撤回聲明書

　　本人 ＿＿＿＿＿ 於民國 ＿＿＿ 年 ＿＿＿ 月 ＿＿＿ 日
簽署「預立選擇安寧緩和醫療意願書」，惟本人現聲明撤回上開意
願之意思表示，特簽署本聲明書。

聲明人

姓名：　　　　　　　（請親筆簽名）

國民身分證統一編號：

出生年月日：中華民國 ＿＿＿ 年 ＿＿＿ 月 ＿＿＿ 日

地址：

聯絡電話：

填寫日期：中華民國　　　年　　　月　　　日

附註：

一、安寧緩和醫療條例第六條規定：

　　意願人得隨時自行或由其代理人，以書面撤回其意願之意思表
　　示。

二、意願人如前於醫療單位存留意願書，除意願人自行簽署保存本聲明
　　書正本乙份外，並應再行簽署本聲請書乙份，送交該醫療單位存留
　　辦理。如於多家醫療單位存留意願書者，應比照上開方式，填寫多
　　份，分別送交各該醫療單位存留辦理。

三、如果有疑問，請與台灣安寧照顧協會洽詢：
　　電話：02-2808-1585
　　傳真：02-2808-1623

國家圖書館出版品預行編目資料

生死謎藏：善終，和大家想的不一樣 / 黃勝堅口述；
二泉印月整理. -- 初版. -- 臺北市：
大塊文化, 2010.11
面； 公分. -- (care ; 6)
ISBN 978-986-213-204-3(平裝)

1.安寧照護 2.生命終期照護 3.生死學 4.文集

419.82507   99019278

CARE

Good Care ,
Good Living

CARE
Good Care ,
Good Living